作者簡介

徐文兵

徐小周，字文兵，厚樸中醫學堂堂主、北京御源堂、平心堂中醫門診部身心醫學專家。1966 年出生於山西大同，自幼隨母親學習中醫，並在父親的影響下，閱讀大量古籍，培養出良好的國學基底。1984 年以優異的成績考入北京中醫學院（後改制北京中醫藥大學）中醫系，在學期間不只學業成績極佳，曾獲中醫系醫史知識競賽第一名，亦活躍於各類學生活動，是徵文比賽及演講比賽的常勝軍。

畢業後，留在大學的附屬醫院工作時，能力備受肯定，且已流露出對現行中醫教育和醫療模式的疑惑，尤其憂慮中醫發展的逐漸西化，矢志恢復中醫傳統。

1997 年公派赴美講學，在翻譯的過程中，進一步體會到要讀懂中醫典籍、透徹地了解中醫，就必須從國學漢字下手。

回國後辭去醫院的工作，創辦北京厚樸中醫學堂，全心從事傳統中醫理論的研究和教學，並以英文主講《中醫學基礎》、《中醫診斷》、《中藥》、《方劑》、《針灸學》、《食療》等課程。歷經十多年的努力，現在學生遍布全世界，且治療的患者上至外國元首，下至一般百姓，持續致力於中醫推廣工作。

相關著作

著有暢銷好書《字裡藏醫》。

本書獲中國時報開卷年度好書獎，並連續七年高踞卓越網中醫類榜首。

《字裡藏醫》全書以「字」為線索，旁徵博引，透過字義的解釋，說明實際的中醫養生之道，行文深入淺出，輕鬆易讀，絕對能讓你大長見識。不論是想要藉由中醫調理養生或是欲了解漢字文字學的讀者，都是不可多得的一本絕妙好書！

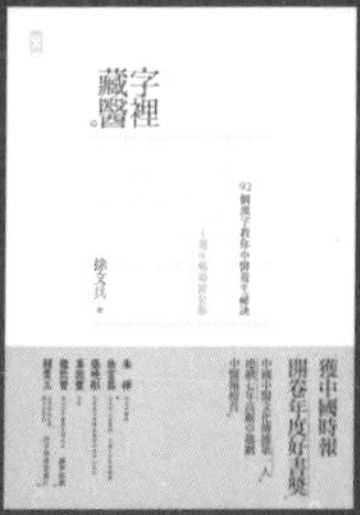

知己

Know Yourself

徐文兵　著

目次

06 七竅 Qi Qiao 39
人們常用「七竅」的狀態來描述人的精神狀態，聰明兩個字指的就是雙耳、雙眼的功能狀態好，代指人的精神狀態好。

07 眼瞼 Yan Jian 44
就遮蔽眼球、抗衡風沙而言，單眼皮及其睫毛的防護作用更好。長著單眼皮的人的眼睛本身就狹長、偏小，有眯眯眼的感覺。

08 頏顙 Hang Sang 50
但很少人知道人的嘴裡還有一個眼兒通往鼻腔，這個眼兒就是在口腔上膛後面的頏顙，西醫稱之為鼻咽腔。

09 髎 Liao 55
古人把骨頭的接縫稱為髎，發音同療。有的則是骨與骨之間呈半癒合狀態，如同磨磚對縫。

10 和髎 He Liao 61
耳和髎（別名，和髎），確切地說耳和髎的髎是耳軟骨與顱骨的接縫。

11 口唇 Kou Chun 67
口唇其實就是口腔黏膜的外延和外展。因此口唇的病變往往預示或代表了口腔內部和胃食道黏膜的變化。

12 牙齒 Ya Chi 72
牙和齒還是有區別的。中文是象形文字，牙象徵前面的門牙和犬牙，而齒就代表臼齒。

78 髭鬚髯 Zi Xu Ran 13
長在上嘴唇的鬍鬚叫做「髭」，長在下巴上的叫做「鬚」，鬍鬚茂密，包圍了口唇，稱「髯」。

83 咽喉 Yan Hou 14
小時候吃飯常被教訓，要說話前先把嘴裡的東西咽乾淨了再說。如此苦口婆心的目的只有一個，就是怕咽喉紊亂不分，把食物或水嗆到氣管裡。

89 喉嚨 Hou Long 15
喉嚨是人體的發聲器官，喉像個小匣子裝著兩條發聲的音弦——聲帶。喉結的上、下移動，直接影響聲帶鬆與緊的張力。

95 頸項 Jing Xiang 16
正常人的頸椎有個天然的勝利彎曲，而且是向後彎的。這是人類進化的自然結果，至少說明人是經常仰面朝天，仰望星空的。

100 肩膀 Jian Bang 17
東方人體型偏於溜肩，這一點看看古代的各種塑像、雕像就能發現。所以東方人穿西服就不好看，需要用墊肩。

106 腋窩 Ye Wo 18
想讓人發笑就去撓胳肢窩。其實這是有前提條件的，健康的人或心氣足的人會這樣，尤其是健康的孩子，渾身都是癢癢肉。

112 肩胛骨 Jian Jia Gu 19
很多女士追求肩胛骨上翹的骨感美。事實上，肩胛骨上翹，就失去了保護胸腔後背的作用，這樣的人最容易受風寒侵襲，會經常感冒。

117 肱 Gong 20

如果把頭顱和軀幹比作首腦，那麼肱股就是執行指令，指揮、引導小臂、小腿及手腳工作的骨幹。所以古人把輔佐君王的重臣良將比作肱股之臣。

121 肘窩 Zhou Wo 21

肘窩這個地方容易和腋窩、膕窩一樣窩藏邪氣。四體不勤的人上肢缺乏活動，或機械地、固定地高強度做某個動作，特別容易造成肘窩的氣血凝滯。

126 胸膛 Xiong Tang 22

在兒童發育期間餵養得當、營養充足的話，胸腔容積就大，肋條寬，肋間隙窄。否則孩子就會顯得單薄、不厚實，顯出一副病怏怏的骨瘦如柴模樣。

131 乳房 Ru Fang 23

僅僅從物質層面理解乳房疾病是遠遠不夠的，關注精神心理健康才是預防和治療乳腺癌的正確方向。

136 心口窩 Xin Kou Wo 24

《水滸傳》中西門慶一腳踢中武大郎的心口窩，他立刻「口裡吐血，面皮蠟查也似黃了」——竊以為就憑這一記窩心腳，不用日後潘金蓮下毒，武大郎也活不了幾天。

141 心竅 Xin Qiao 25

心竅俗稱心眼兒。中國人善於用有形的軀體代指無形的心理，比如用七竅的通達「聰明」代指大腦、心靈的運作良好。

147 髑骬 He Yu 26

就拿蔽骨舉例，中醫稱之為髑骬，西醫稱之為劍突。中醫認為髑骬的有無大小長短對人的情緒、心理、性格都會產生影響。

27 膈 Ge 152
生命的兩大動力，一個是心臟的自主搏動，再就是橫膈主導的肺的呼吸。兩者的區別在於，心跳完全不受人的意識控制，而呼吸則可以受到人為調節。

28 嗝兒 Ge Er 158
胃內容物在被胃液分解消化時也會產生氣體，因此及時排出就顯得很重要。所以吃飯時保持自我覺察很重要。而打飽嗝兒就是一個很好的指標。

29 脅肋 Xie Lei 164
無論是腋下的兩脅還是腹部的軟肋，都是普通人薄弱的地方，容易被傷害、被人挾持控制，所以有了「脅迫」一詞。

30 軟肋 Ruan Lei 169
胸腔肋骨固定，抗擊打能力強；軟肋肋骨不固定，抗擊打能力就差。無論古今還是中外，「軟肋」一詞多用來形容身體和心理的弱點。

31 懷 Huai 174
由於胸和懷兩個字經常聯用，導致很多人把胸當成了懷，權威的字典就把懷解釋成「胸前」。其實，懷泛指上衣包裹的身軀，涵蓋了胸、腹和小腹。

32 脘 Wan 179
在古代，脘專指胃管，以及胃在體表腹部的投影部位。胃其實是個情緒器官，它受植物神經支配不受意識控制，心情好壞也影響著胃口的好壞。

33 臍 Qi 185
臍是臍帶連接胎兒的埠，另一端在胎盤。新生命在孕育過程中所需的營養和氧氣，靠胎盤吸附在母體上攝取，通過臍帶輸送。

孕婦在懷孕後期，身體會分泌激素，溶解軟骨，
恥骨分離，骨盆擴大，方便分娩時嬰兒順利出生。

騎乘駕馭胯下馬是一門很高級的技術，只靠手中的韁繩遠遠不夠。
正確的方法就是欠身虛坐，用力在馬鐙上。

古代審美認為「豐乳肥臀才是女性美」是有道理的，這代表生育、哺乳功能強大。
肥臀的基礎是骨盆大，加上肌肉豐滿、隆盛，起碼不會難產。

很多美女前露臍、後露骶的著衣風格是時尚，無可厚非，但容易生病。腰骶屬陽，
其上沒有豐厚肌肉和脂肪覆蓋，最容易受風受寒。

女性由於骨盆腔較為寬扁，跌坐時尾椎骨相對容易挫傷。
很多女性患者小時候摔過屁墩兒，到了育齡期出現問題，才發現是尾椎骨畸形。

下體不大虛偽，更能體現真性情；同時它很脆弱，維持功能的時間段比四肢短多了。
它同時又是宣洩內心情感（愛和恨）的主要管道，體現著生命的意義和價值。

人的頭面七竅加上前陰尿道和後陰肛門就是九竅。男人的生殖腺通道和尿道是合二
為一的。女人則不然，道和陰道是分開的，所以女性應該有十竅。

41 鼠蹊 Shu Xi　230
鼠蹊就是腹股溝，也就是大腿根兒。那為什麼中國人管這兒叫鼠蹊，首先大腿根兒是隱祕、隱私的部位，所以用暗中出沒、偷偷摸摸的老鼠路徑來形容。

42 股 Gu　235
關於「頭懸樑、錐刺股」故事，很多人認為蘇秦是用錐子扎自己的屁股。大腿是股，屁股是臀，離得很近，但不是同件事。

43 膝 Xi　240
很多美女要風度不要溫度，無論春夏秋冬都是裙裝打扮，年輕時不以為意，步入中年就慢慢會出現骨關節病。

44 臏 Bin　247
人到中年，「年半百而動作皆衰」，其中主要表現就是腿腳不利索了，這和膝關節有很大關係。其中最常見的就是臏骨軟化。

45 膕 Guo　252
膝蓋向前突出，後面的凹陷就是膕，屈膝彎腿的時候更明顯，俗稱腿窩或膝彎。

46 脛 Jing　259
脛骨前面突出，內側沒有肌肉覆蓋，磕碰以後沒有緩衝，會產生劇烈疼痛，相信每個人都有過類似的經歷和遭遇。

47 腨 Shuan　265
現代人淺薄粗糙，慢慢就把腨和腓混為一談。作為臨床醫生，不瞭解這兩個字的區別，就有可能導致誤診誤治，加重病人痛苦。

48 踝 Huai 271

腳踝大家都熟悉不過，本來不打算寫，可是看到最近兩年受韓流的影響，無論男女都時興起不穿襪子或穿船型短襪，專門露出腳踝。於是忍不住提醒。

49 趾 Zhi 277

腳氣俗稱香港腳，醫學上稱之為足癬，是真菌感染引起。中醫可透過針刺和艾灸中藥治療，改善氣血運行，提高腳趾末梢的溫度。

50 津液 Jin Ye 283

除了衛生消毒滅菌的因素外，喝溫水能方便人體消化吸收，快速促進津液生成。喝水並不直接解渴，生津才能止渴。只要能生津，不喝水也能解渴。

51 唾液 Tuo Ye 298

既然唾液能促進傷口癒合，那口腔潰瘍的患者，傷口整天都泡在唾液裡面，為什麼不能馬上癒合呢？答案只有一個，那就是唾液成分出了問題。

52 痰涎 Tan Xian 304

即便是乾淨的食物，如果五味過於偏盛，都會刺激人體分泌黏液，特別是過於辛辣或者過於鹹的食物。

53 淚 Lei 310

哭泣流淚本身的背後，是人體自我調節氣機和心神的過程，這是自然本能的反應，如果有意識地壓抑控制，就會長期積聚在體內形成難以化解的心結。

自序｜人不怕無知無覺、後知後覺，就怕有了先入爲主的誤解

Preface

十幾年前我在和梁冬對話《黃帝內經》的時候講過，隨著經濟的發展和人民生活水準的提高，大多數中國人已經脫貧致富，正在面臨著有錢以後怎麼辦的問題。飽暖思淫欲，有錢就變壞是一條路；倉廩實而知禮節，由富向貴是另一條路。後一條路也是人類文明進化的終極選擇。

「犯賤」和「為貴」是反義詞，所謂貴族也並不是站在鄙視鏈的上游，炫耀、標榜自己，蔑視、欺凌別人。貴是一種價值觀，一種生活方式。我講過，為貴有三個條件：第一是價值觀，貴生惜命；第二，人貴有自知之明，只有先認識瞭解自己的肉身、靈魂、意志、性命，才談得上順養心性、保障安康；第三是和為貴，在天地

人群中能獨立守神，與自然和人群和諧相處，不崩盤、不越界。

中醫的自我認知離不開天地自然，不會局限割裂，更不會把屍體當活體，把局部當全域。我們上大學，先學的就是人體解剖學，翻弄著泡在福馬林水中的屍體，看著發紅、發暗的標本，我一個學期都沒吃好飯，我知道這不是我應該學的東西。論起解剖，當年紂王就剖過比干的心，發現了心室間隔缺損；紂王還敲斷過青壯年和老年人的脛骨，發現了骨質疏鬆。中醫不重視屍體而看重活體，屍體是冷凝的固體，而活體則是溫暖的，有固體、半固體、液體和氣體等多種形式的存在。活體還有無形的氣、情緒、情感、意志和靈魂的存在。

接受了我上大學和臨床實踐的經驗和教訓，厚樸中醫學堂開設了形體結構課和胚胎學課，讓學生先掌握看得見摸得著的活人的結構，再去感覺流動變化的氣血，去想像物質背後無形的存在。

二〇〇六年，我開始為《中國醫藥報》寫專欄，次年結集出版，於是有了我的第一本書《字裡藏醫》。之後我出版的書多以口述、講課內容整理而成，偏通俗口語，欠缺更嚴謹的考據和整理。二〇一五年，我申請在《新週刊》開闢專欄，續寫《字裡藏醫》，獲得了封新城兄的大力支持。我從頭到腳把中醫對形體結構、組織器官的認識梳理了一遍。花費兩年多的時間，我一共寫了五十多篇文章，現在把它們結集出版，定名為《知己》，供大家學習參考。《知己》也是一部很好的中醫入門基礎讀物。人都是有惰性的，若不是兩週一期定時有編輯催，我肯定會一拖再拖，把這事兒擱置了。

動物無知但是有覺，人不怕無知無覺、後知後覺，就怕有了先入為主的邪念，在邪念的指引下去生活，只能是戕害自己的身心。

先恢復自知，再恢復自覺，是現代人最需要的。

二〇一八年六月二十七日於湯河原理想鄉

養生，要先知己！

從頭到腳，幫你瞭解身體各部位的運行奧祕。

從解說漢字入手，深入淺出聊中醫，談養生。

身體

Shen Ti

01

「身」和「體」是兩碼子事。
現代人卻總做著
捨本逐末的事情，
爲了健體不惜傷身。
貪圖四肢肌肉的發達，
不惜淘空已經羸弱的身軀。

文言漢語本來是成熟語言，言簡意賅，一字一意。可惜所謂白話文運動把漢語推回到幼稚階段，用兩個字組成的同義詞（字）、近義詞（字）甚至是反義詞（字）取代原來的一個字。囉哩囉嗦不說，可惡的是，經常這麼用，導致後世模糊了近義詞的區別，互相取代亂用，甚至把反義詞當同義詞用，造成漢語失去了嚴謹的內涵，使得人們交流出現眾多歧義，更使人在閱讀古籍時出現褊狹，最終使得人的思維變得淺薄粗糙。

比如說「身體」。在今人看來這是兩個字組成的一個詞，含義也就是一個。其實，身和體是兩件事。身指身軀、軀幹，體指肢體、分支。身是主幹，體是附著於主幹的外延的分支。身是本，體是末。搞清楚身和體的含義不同意義是很大，往大了說事關生死。

人在年輕的時候，精血充足，身有足夠甚至是多餘的氣血，自然會向四肢流動。小孩多動，青年喜奔。《黃帝內經》云：「人生十歲，五臟始定，血氣已通，其氣在下，故好走。二十歲，血氣始盛，肌肉方長，故好趨。三十歲，五臟大定，肌肉堅固，血氣盛滿，故好步。四十歲，五臟六腑，十二經脈，皆大盛以平定，腠理始疏，榮華頹落，髮頗斑白，平盛不搖，故好坐。」而到了五十歲，年過半百，就會出現動作皆衰的現象，就是一般人說的「人老先老腿」。

「動」指腿腳無力。「動」字中的「重」指腳踵，腳後跟出力，腿腳才能動起來。「作」指手指活動，手工勞作才有了作品、作坊。胳膊發麻萎弱，手指拘急痙攣，甚至不由自主顫抖、不能自持，都是衰弱的表現。動作皆衰就是體衰，健康的人能「春秋皆度百歲而動作不衰」，奧祕在於身強導致了體健。所以「強身健體」一詞的順序很重要，先有強健的身軀，才會有強健的肢體。

蜥蜴比人多一體就是牠的尾巴，在遇險的時候，蜥蜴可以自斷尾巴逃生。這是天賦本能，捨車保帥，捨末保本。人本來也應該一樣，所以有「毒蛇嗜手，壯士斷腕」一說。遺憾的是，現代的人卻在做相反的事，捨本逐末，為了健體不惜傷身。貪圖四肢肌肉的發達，不惜淘空已經羸弱的身軀，到健身房健體的都是這些人。

經常有在馬拉松長跑中、在健身房跑步機上倒地猝死的人，在臨床上也常見練健美渾身腱子肉，但經常感冒顯得弱不禁風的帥哥。每每看到這些情況，我就想說，這些人的悲劇在於不識字吧。不看自己的年齡和體質，不知道自己肢體的萎弱是內在身軀的不足，不去充盈軀幹的氣血，而是強迫把本能回縮營養藏腑的氣血挑動出來流向四肢，心臟不驟停才怪。

健體相對容易，因為四肢肌肉受意識控制；健身則不易，因為內臟不受意識支配。吃多了、便祕了，你想讓胃腸蠕動起來，但做不到；胸悶憋氣了，你想讓心臟跳得規律一些有力一些，做不到。你做不到，你不會、不懂健身。但是有人能做到。中國幾千年來傳承的中醫的氣功靜坐、樁，中國武術內家拳、氣功和印度瑜伽的修煉方法，其實解決的就是健身問題，當然也涵蓋健體和更高級的修心的問題。

健身很難，要求的條件很多。首先要調整呼吸，節奏頻率深淺。現代人焦慮急躁，坐在辦公室長吁短歎的人不少，打遊戲趕進度上氣不接下氣的更多。絕大多數人意識不到呼吸之間會有停頓，這個停頓就是「息」。這個息出不來，人就永遠不會得到休息；這個息越長，人的氣血就越充盈旺盛，能量釋放出來行為做事，人才有出息。

其次要調心，放棄後天強迫意識，回歸自然本能狀態，讓自心做主，元神出現，恢復代償和自癒功能。再次要四肢不動，或者做特定姿態姿勢，柔和緩慢地運動，以符合或誘發內心的活動。如果沒有調息調心的配合，健身很容易就變成健體，打太極拳變成了太極操，自發本能的動功變成了表演的表面功夫，練拳不成的多，練出一身病的也不少。

二〇一一年，《新週刊》主筆胡赳赳就養生健康的專題採訪我，寫出了《先知身體，才知世界》。今天詳細說說身體，作為本書的開篇，希望對大家有所幫助。

元首

Yuan Shou

02

提起元首，
大家可能會
想到某些國家領導人。
其實那是「首」的意思，
首長、首領、首席，
而「元」的含義被忽略了。
元和首
是兩個完全不同的概念。

元和首是兩個完全不同的概念。元指被頭顱包裹在內的腦髓、腦漿（大腦、小腦、延髓、腦幹），首指頭顱、頭面、頭髮、頭臉。如果用數字來表達，元是零，首是一。

先說首。首是象形字，從巛從自，按金文的字形，上面指頭髮，下面指眼睛，合起來指頭面、頭顱。古人束髮留鬚，源自「身體髮膚受之父母，不敢毀損」的孝道。頭髮於人的意義不亞於頭顱，中醫有髮為血之餘的理論，情人之間互贈信物，幾縷青絲包在香囊之中，包含無限情意。佛教入本土，剃度出家，斬去三千煩惱絲，斷絕世俗親緣關係也在一念之中。在古代，「剃髮」是相當重的刑事處罰，稱為「髡刑」。曹操曾有著名的「割髮代首」故事。

再說元。元通玄，與虛無同義。道家和中醫講「無中生有」，「無」指無形，以物質以外的形式存在。「生之來謂之精，兩精相搏謂之神」，每個人生來都秉承父母遺傳的精氣神，這被稱為元精、元氣和元神，元也被稱為先天。胎兒在母體內孕育成長，被稱為胎元，這時候已經是生命，但未出生，故中國人計算年齡為虛歲。出生以後，胎兒頭頂囟門（囟門：初生嬰兒的頭頂前部。因顱骨尚未成熟癒合，故可看到腦部血管的跳動。）並未癒合，頭皮隨呼吸而扇動，這是為大腦繼續充盈發育留下空間和餘地。嬰兒受母乳（母親精血所化）的滋養，繼續充實元精發育大腦，直到囟門自然閉合，自然張口說話。如果母乳不足，代用牛奶品質低劣或者嬰兒消化吸收功能有障礙，就會造成大腦發育不良，出現五遲五軟等疾病，極端嚴重的就會出現腦積水大頭娃娃——想必諸位對吃三鹿奶粉（二〇〇八年中國毒奶製品事件）致殘的孩子還有印象。

嬰兒斷奶以後，腦髓受飲食五穀之精的滋養；隨著年齡增大，消耗逐漸大於補充；到老年出現腦萎縮，伴隨出現精神癡呆症狀。中青年人如果過度消耗透支腎精，也會提前出現老年癡呆的症狀，比如白天打瞌睡、晚上睡不著，近的事記不住、遠的事忘不了等。尤其是通宵熬夜，最消耗腎精。最嚴重的就是借助興奮劑熬夜助興的人，開始是抽菸、喝酒、喝咖啡，後來借助吸食大麻，最終吸毒。吸毒的人大腦會被嚴重損毀，而且是不可逆的。

用腦過度的人，會出現失眠焦慮、耳鳴腦鳴、脛痠眩冒、眼乾脫髮等症狀。中醫認為傷精血過度，應該用血肉有情之品補充。有個名方叫做大補陰煎，用豬脊髓一條，蒸熟加中藥黃柏、知母服食。當然直接吃豬腦似乎更有效，但是豬腦過於陰寒，消化能力差的話不僅不能利用，反而傷損自身陽氣，造成陽痿。

說起滋補頭腦，就不能不提太原的「頭腦」，這是明末清初的中醫傅山發明的。傅山母親年老體弱，鑑於藥補不如食補，他親自制定了八味中藥配方，選用了羊肉、羊髓、酒糟、煨麵（炒過的麵粉）、藕根、長山藥，連同黃芪、高良薑共計八宗。吃的時候，佐以鹽醃韭菜，作為藥引子。傅山將此配方轉讓給了一家名叫清和元的清真館子，還特地題寫了店招牌，在三個大字上邊又寫了一行小字：「頭腦雜割」，合起來就是「清和元頭腦雜割」。傅山寫的這塊店招牌，就是時刻提醒人們，要宰割清和元統治者的頭，堅持民族氣節。

元首常被引申比喻成領導，俗稱頭腦、首腦。《尚書・益稷》載：「元首明哉，股肱良哉，庶事康哉！元首叢脞哉，股肱惰哉，萬事墮哉！」用比喻的手法談治理國家的道理：上層統治者明白事理，執政的大臣有良知、勤勉，國事就能昌盛；反之上層頭腦昏庸、瑣碎、脆弱，大臣懶惰懈怠，所有的事都辦不好。

提起元首，大家想到的肯定是某些國家領導人。其實那是「首」的意思，首長、首領、首席，而「元」的含義被忽略了。白話文的可悲之處就是用疊音詞、同義詞、近義詞，甚至是反義詞來取代原本言簡意賅的漢字，時間長了就造成了混淆和歧義，使中國人的思維變得淺薄粗鄙糙。

以君主立憲的英國為例，平時拋頭露面的是英國首相，算是「首」，英國女王則是「元」。道生一，無中生有。虛君共和的「虛」字正和「元」同義。以美國和法國總統制國家而言，元首似乎合二為一，實際上總統還是首，總統背後的代表憲法法院、有立法權的參議院是元。

顏面

Yan Mian

03

中國人善於察顏（言）觀色，
老朋友好久不見，
見面就說彼此氣色不錯。
中醫看病診斷講究望聞問切，
望診的首要就是查看顏色。

多數人認為顏面就是臉面，人活臉面樹活皮，顏面盡失、顏面掃地都是丟了面子。其實人們說的只是「面」，不干「顏」什麼事。顏是面的一部分，特指兩眉、兩眼中間。「顏」是形聲加會意字，從彥，形聲；從頁，會意。與頭顱有關的漢字都有這個偏旁，比如繁體的頭、顱、顴、額、頸、項、頤等。東漢許慎在《說文》中說：「顏，眉目之間也。」段玉裁注：「顏為眉間，醫經所謂闕，道書所謂上丹田，相書所謂中正印堂也。」按《說文》，顏指眉目的中間，包括內眼角、鼻樑上端（山根）。按段玉裁的解釋，顏局限在兩眉中間。

無論如何，顏只是面子的一個局部，當然也是重要的一個局部。

這麼一說，顏色就不是臉色，而是特指印堂的光彩和色澤。中國人善於察顏（言）觀色，老朋友好久不見，見面就說彼此氣色不錯。中醫看病診斷講究望聞問切，望診的首要就是查看顏色。印堂發亮被認為踩到點兒上走好運，印堂發暗則被認為走霉運，甚至會有血光牢獄之災。俗俚村語不足為憑，巫醫卜相之說現在又往往被認為是封建迷信。到底有沒有依據呢？當然有。

在中醫裡，印堂和山根穴都是督脈所過，是經外奇穴。督脈屬陽主溫熱，屬於奇經八脈，運行元氣，發源於小腹丹田，出會陰過肛門沿尾椎直上顛頂百會，然後下行到印堂山根鼻樑，過人中止於上牙齦中間。兩眼之間目內眥（眼眶）是足太陽膀胱經的起點（精明穴），上行過眉頭（攢竹穴）交匯於顛頂百會，然後沿督脈兩側下行，終止於小腳趾外側。顏（印堂、山根）被人體最熱的督脈經過，又被次熱的足太陽膀胱經包裹，正常健康的人當然應該是發光發亮的。如果顏色灰暗、晦暗，甚至出現黑斑、暗點，那一定是督脈或膀胱經出現了不夠熱（陽虛）或過冷（陰實）的問題。一個人身體健康出了問題，勢必影響心理和情緒，身心有問題勢必影響工作和生活，所謂倒楣不走運也是順理成章的。

隨著空調、冰箱的普及，中國人不顧自己的體質盲目接受西方人的生活方式，冷飲、霜淇淋、生食等飲食習慣的改變，再加上食品汙染，農藥、獸藥殘留，以及濫用抗生素等醫源性疾病，導致大量人自傷陽氣，體內積聚陰寒。突出的表現就是面色和顏色的晦暗。尤其可怕的是對兒童的戕害。幼兒本是純陽之體，現在卻有很多兒童陽氣不足，發育遲緩、不換牙不長個、尿床、厭食，有的甚至有鼻炎和哮喘。這些孩子都是山根處有青筋（靜脈血管）橫過，發藍發暗，那是寒濕入血，腎陽衰微。用針刺艾灸加溫陽的中藥調理，配合飲食，禁忌生冷、水果、冷飲等，大多能消除症狀，山根的青筋也最終能消失。

或有人說，那印堂發紅、發亮就是身體好。也不盡然。中醫講中正平和，不能走極端，過寒過熱都是病態。印堂的光澤有陽氣充盈的影響，也有陰血潤澤的幫助。有黑氣、黑斑說明邪氣過重，沒有光亮發暗說明自身陽氣不足，過度發亮發紅說明火氣太旺，乾枯發紅說明陰血已經耗乾。我曾經治療一位重度躁狂、整夜失眠的女士，她的面相就是面色潮紅，兩個顴骨和印堂紅赤。我按清熱瀉火的治療原則，為她針刺治療，印堂穴起針後，從針孔不住流血，血色鮮紅，當時我沒有用棉球按壓止血，而是讓血盡情流，直到自然止血，患者兩個眼窩都結成了血痂，看著都嚇人。但是當晚患者安睡，最終治癒。

另外在臨床上可以觀察到，面色顏色發黑、發暗的患者，被針刺印堂穴後，一週或兩週複診時可以明顯看到其印堂和眉毛下的皮膚顏色開始變白亮，明顯區別於周圍的皮膚顏色。這就是中醫說的陽氣來復。轉運也是由此開始的吧。

道家修行把印堂作為上丹田，功夫修煉到一定程度，可以凝神出竅，緊閉雙眼卻可以通過印堂感知外界，此為出神。神話傳說中的二郎神、馬王爺都有這個本事。

古今中外，很多人都習慣在印堂點上些顏色，印度人自不必說，中國人「對鏡貼花黃」貼的也是這個地方。小孩受驚嚇，驚啼哭鬧不能安臥，也可以在這兒塗點朱砂，給那些作祟的鬼怪一點顏色瞧瞧。

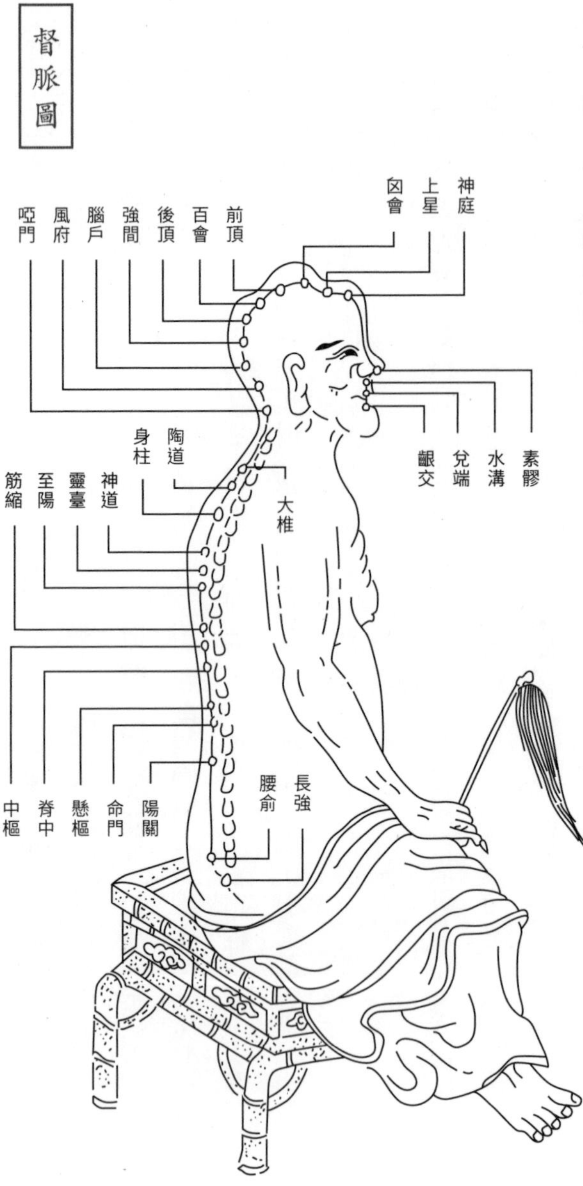

臉面

Lian Mian

04

人活臉面樹活皮，
人生在世，出頭露臉，
拋頭露面，臉面最重要。
自己修身養性，
調理好身心健康
就會有張好臉，
別人才會給你面子。

上一篇寫了〈顏面〉，篇幅所限僅談了一個「顏」字。顏是面的一部分，指兩眉之間的「印堂」；面則覆蓋很廣，全面、正面、側面，上面、下面、反面都離不開這個「面」。

面的最上方是「額」，也就是天庭，俗稱腦門。有人髮際線低，前額比較窄；有人髮際線比較高，或者中年謝頂，顯得腦門很寬；有人前額隆起，所謂天庭飽滿，一般腦容量比較大，精髓豐盛，是聰明的基礎。中醫觀察前額不同於摸骨看相的術士，一般要觀察其色澤光暗，還有皺紋的走向和深淺。按照中醫經絡理論，前額被足陽明胃經從兩側向中心覆蓋，前額正中也就是印堂向上是督脈和足太陽膀胱經巡行。平時自覺前額痛，乾嘔吐涎沫，前額發黑發暗甚至出現斑點，一般診斷為胃寒。中國人脾胃比較嬌嫩，現在盲目跟風學習西方的飲食習慣，恣食生冷，往往造成腸胃陰寒凝滯（尤其是喝冷飲、喝綠茶、喝牛奶、吃水果的人）。

前額如果出現橫紋，多是慢性胃病，氣虛血弱，不能充盈肌膚，往往留下細紋。青少年時期就傷了脾胃的人，往往很早就出現前額皺紋，顯得早熟。嚴重的作息飲食不當，會導致胃下垂，皺紋變得很深，臉蛋上的法令紋也會像刀劈斧砍一般。如果注意飲食調養，加上用補中益氣的藥物，能夠起到美容去皺的效果。前額正中出現豎條皺紋，與習慣性皺眉、蹙眉有關，深入研究的話，會發現是膀胱、前列腺和子宮出現問題的前兆，一般提示中年人長期習慣性憋尿、男性前列腺增生肥大、女性子宮肌瘤。

小孩子是赤子，純陽之體，生性好動，容易出神，易受驚嚇。所以給孩子理髮、剪頭髮是個很費勁的事。古代的孩子一般多蓄劉海，蓋在腦門上如同搭個涼棚，起到陰陽平衡的作用。「妾髮初覆額，折花門前劇。郎騎竹馬來，繞床弄青梅。」女子出嫁以後長髮盤起，露出前面的額頭亮亮堂堂。現代一些男女青年留齊眉劉海，一是裝嫩顯小，再就是為了遮醜，遮蓋額頭上的黑斑、痤瘡、皺紋、瘢痕（創傷癒合過程的自然產物）什麼的。我會勸性情陰暗抑鬱的人把劉海剪掉，露出腦門，這樣顯得陽光也能接受陽光。可惜很多人不接受露出飽滿天庭的自己，覺得那不像自己。

臉也是面最大的一部分，肌肉血管神經最豐富。看過骷髏頭就知道，鼻翼兩旁、顴骨下凹陷的部分就是被臉覆蓋的。臉蛋、臉頰都是臉。按照中醫經絡理論，臉主要被足陽明胃經和手太陽小腸經覆蓋。足陽明胃經起於瞳孔正下方的眼眶，下行過嘴角到腮幫子上，反折沿臉頰上行直到前額；而手太陽小腸經從脖子上來，經過顴骨止於耳前。中醫認為心和小腸相表裡，這就決定了臉是胃口和心情的外在表現。

臉色和臉蛋肌肉的豐盈程度反映了胃的消化功能。《黃帝內經》說女子虛歲三十五歲，會出現「陽明脈衰，面始焦，髮始墮」現象，指的就是由於胃和大腸的功能衰退，導致黃臉婆的出現；而到了四十二歲，會因為「三陽脈衰於上」而「面皆焦，髮始白」。再者，臉色表情是內心心理活動的外在表現。臉皮薄的人，遇見陌生人都會臉紅心跳出汗；臉皮厚的人，厚顏無恥，臉不變色心不跳——中醫認為身心不二。事實上臉皮的厚薄取決於胃壁的厚薄，胃壁的厚薄取決於心肌是否強健。心理素質差的，消化功能也差，平時容易犯噁心，不到點不會餓，不餓的時候吃了東西就會噎著，只能吃習慣吃的東西，難以接受新奇怪異的食物。這些人接受不同意見建議的能力也差，令他作嘔的事比較多，往往也會一吐為快，不吐就會不舒服。

中醫認為面子是由裡子決定的。六腑（胃、小腸、大腸、膽、三焦、膀胱）功能的衰退是導致臉面顏色、光澤衰退的主要原因，所以真正的美容，應該是增強胃腸蠕動和消化排泄，抽筋、拉皮、打羊胎素、打肉毒都是治標不治本。

人活臉面樹活皮，人生在世，出頭露臉，拋頭露面，臉面最重要。自己修身養性，調理好身心健康就會有張好臉，別人才會給你面子。

足陽明胃經圖

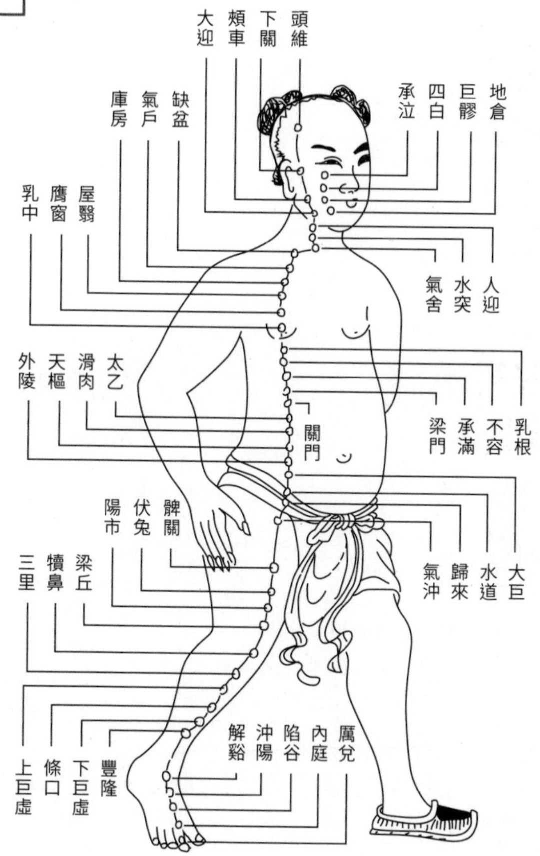

頤和

Yi He

05

頤指下巴、下頜，
確切地說，
下巴和兩側的腮幫子都是頤。
頤和從小處說就是吃得合適，
大處說就是頤養和氣，
不偏激不走極端。

大家都知道北京有個頤和園，但很少有人知道「頤和」是什麼意思。自己不懂也沒法讓外國人懂，索性把頤和園翻譯成Summer Palace，信達雅哪頭都不佔，而且張冠李戴，那是承德避暑山莊該有的英文譯名。

頤，右邊是「頁」，象徵頭項，與頭面頸項有關的字大多用它做偏旁部首；左邊是「𦣞」的省略字，𦣞的本意是下巴。在甲骨文和小篆中，「頤」左邊像豎起的寬嘴形，以牙齒襯托，好像咧開嘴笑時的下巴；右邊是條蛇，用來形聲——《廣韻》解：當「蛇」表示「曲折通過」時，讀為「弋支切，音移」。所以頤指下巴、下頷，確切地說，下巴和兩側的腮幫子都是頤。《釋名》：「頤，或曰輔車，或曰牙車，或曰頰車。」頤指氣使中的頤，就是用下巴指使人，不動手、不動嘴，一副盛氣凌人的樣子。

相術把額看作天庭，那麼頤就是地閣。天庭飽滿，地閣方圓，所謂福相貴相就是額頭要前凸，下巴要方正，腮幫子要鼓。《西遊記》中有個人物，但見他「大耳橫頤方面相，肩查腹滿身軀胖。一腔春意喜盈盈，兩眼秋波光蕩蕩。敞袖飄然福氣多，芒鞋灑落精神壯」——沒錯，說的就是大肚彌勒佛。據《新唐書・諸帝公主傳》：「主（太平公主）方額廣頤，多陰謀，后（武則天）常謂『類我』。」說明武則天母女長的都是大腦門、寬下巴。唐人以胖為美，嘴大能吃才能長胖。人是雜食動物，食品品質不足時只能通過數量彌補，嘴大頤廣容量大就是優勢。隨著生產力的發展，精緻精美的食物越來越多，沒必要吃那麼多，下巴就逐漸收回，大嘴也變成了櫻桃小口。現在演武則天和太平公主的演員，把自己削成了錐子臉，美醜貴賤都顛倒了。

大快朵頤，北京土話叫「甩開腮幫子吃」。朵指咀嚼，《周易・頤卦》中說「舍爾靈龜，觀我朵頤」，形容人大口吃得痛快。現在人們吃飯注意吃相，大快朵頤的場景難得一見。不過電視上常出現ＮＢＡ黑人球員嚼口香糖的情景，透著一副身體強健滿不在乎的勁兒。牙齒咀嚼的動力來自下頜關節，俗稱牙關。牙關受肌肉牽引，人咬緊牙關的時候，咬肌的最高點就出現，這就是針灸的穴位：頰車——足陽明胃經的第六個穴。咬肌力量是驚人的，特別強健的人可以用牙咬著皮帶拖動汽車。身體健康的人，一般喜歡吃筋道有嚼頭的食物，不然感覺有勁沒處使。身體虛弱的人，特別是有胃病的人，咬嚼一會兒就腮幫子發痠，所以只能吃爛軟的食物，有的乾脆只能吃流食。

中醫看病必須看病人的舌頭。每每患者張嘴伸舌的同時，會聽見兩腮發出咯噔一聲。這是下頜關節發出的聲響，一般是咬肌僵硬，牽扯關節錯位摩擦發出的。西醫稱為「關節紊亂」，中醫認為有這種現象的人往往有比較嚴重的胃病，表面咬肌僵硬，體內胃的平滑肌也是僵硬痙攣的。通過直接針刺腹部的上脘、中脘和下脘穴，加上頰車，就能標本兼顧，既糾正表面的紊亂又治內在胃病。

長期的胃病患者往往會出現胃和其他臟器的下垂，臉上的肌肉也會相應鬆弛。這些人在進食或過分驚訝張大嘴時，會出現習慣性下頜關節脫臼，古稱「頤脫」，俗稱掉了下巴。要讓下頜關節復位，先下拉讓後向後送。治癒胃病，補充氣血，提高肌肉張力是治病求本的辦法。

下頜骨與頸部結合部充滿了腺體、淋巴管和淋巴結，如果被病毒和細菌感染，會造成下頜淋巴結腫痛，或臉頰一側或兩側紅腫熱疼，同時伴有全身疼痛，高燒、神智昏迷等症狀。現代醫學認為是細菌或病毒感染所致，中醫稱為「發頤」，是熱毒壅盛積聚在陽明和少陽。一般用清熱解毒散結的中藥救治，也可以用耳尖放血邪熱，或用燈火燒灼角孫穴發散鬱火。

頤被借用命名一個卦象，就是《周易・頤卦》，震上艮下，上下都是陽爻，看著就像一張嘴。卦辭云：「頤，貞吉，觀頤，自求口實。」說白了就是善待自己，吃飽了吃好了。於是「頤」和「養」成了同義詞，頤養天年就是這個意思。所以，頤和從小處說就是吃得合適，大處說就是頤養和氣，不偏激不走極端。頤和園翻譯成英文應該是這樣：Feeding Harmerny Garden。

七竅

Qi Qiao

06

人們常用「七竅」的狀態來描述人的精神狀態，聰明兩個字指的就是雙耳、雙眼的功能狀態好，代指人的精神狀態好。俗話說的，人到老了「耳不聾眼不花」也是如此。

平時人們經常說「七竅冒火」、「七竅生煙」、「七竅流血」，這七竅就是頭面部的七個窟窿眼兒，雙眼、雙鼻孔、雙耳和嘴巴。只要看看骷髏頭，很容易看到這七個內聯大腦、臟腑，對外開放的孔竅。

還有個七竅是內七竅，也就是指人的心眼，比如七竅玲瓏、痰迷心竅等等，以後附文另說。也有人胡亂解釋，把七竅說成是「眼耳口鼻加舌頭和肛門、尿道」，這明顯是錯誤的，舌頭是實心的沒有窟窿，肛門和尿道深藏不露，無論是生煙、冒火還是流血，不可能被人看見，所以七竅應該是在明處。事實上古人把頭面七竅加前後二陰稱之為九竅。

七竅是人和外界交換外界資訊、能量和物質的窗口，能感知也能輸出。所以人們常用七竅的狀態來描述人的精氣神狀態，聰明兩個字指的就是雙耳雙眼的功能狀態好，代指人的精神狀態好。說人到老了「耳不聾眼不花」也是如此。「擀麵杖吹火——一竅不通」，那就是精神氣血出了問題。

七竅的數目、分布和形狀很有意思，自鼻唇溝（人中穴）以上分布的眼耳鼻都是雙孔，人中穴以下口、尿道和肛門是單眼兒。按《易經》的數理，雙數屬陰，用陰爻表示，上面是三個雙數，構成坤卦；下面三個單數屬陽，用三個陽爻表示，構成乾卦，綜合來看上坤下乾一起構成了泰卦。都知道否極泰來，泰是好卦象，否卦是不好的。原因是，泰卦因在上陽在下，陰性質重下流，陽性氣輕上浮，就構成了一幅動態的交流狀態。天氣冷凝下降為雨，地氣蒸騰上升為雲，天地交泰，雲雨之後萬物萌生，自身形狀自然就帶有了天地的氣象。所以說，即便有外星人存在，只要他是天地氣交的產物，模樣就怪不到哪裡去。

《莊子・應帝王》篇中講了這麼一個故事：南海之帝為倏，北海之帝為忽，中央之帝為渾沌。倏與忽時相與遇於渾沌之地，渾沌待之甚善。倏與忽謀報渾沌之德，曰：「人皆有七竅以視聽食息，此獨無有，嘗試鑿之。」日鑿一竅，七日而渾沌死。

道家的文字，寓言隱語虛虛實實，如果沒有師承心傳和自我修行很難理解。「南北」是空間概念，「倏忽」是時間概念，合起來講的是時空轉換。渾沌卻是天地未分，陰陽混一，沒有時空的狀態。舉例來講胎兒在娘胎裡發育就是先天渾沌狀態，胎兒靠臍帶與母體相連完成營養代謝，七竅雖有但是未開。這時候胎兒是頭朝下待著的，九竅雖有但是都未開通，三陽在上，三陰在下，上乾下坤，構成一個否卦。

等到胎兒分娩出生就是否極泰來，人脫離先天，進入後天獨立狀態，撕裂羊水包裹，七竅開通，呼吸始做，啼出聲，吮奶水、睜眼看、豎耳聽。換言之，如果嬰兒在渾沌狀態就開了七竅，那就是找死。別說在胎囊內，就是出生後沒抹淨嘴巴和鼻孔就開始呼吸，嬰兒也極易被羊水嗆著。所以莊子這篇寓言說的就是，在渾沌未開的時候開通七竅就是死路一條。

反過來講，老子講的「專氣致柔，能嬰兒乎」的理想其實就是關閉七竅，回歸先天渾沌的狀態。在《莊子．在宥》篇中借廣成子之口講了這個道理和方法：渾沌的狀態是這樣的「至道之精，窈窈冥冥；至道之極，昏昏默默。」想進入這個狀態就得做減法：「無視無聽，抱神以靜，行將至正。必靜必清，無勞女形，無搖女精，乃可以長生。目無所見，耳無所聞，心無所知，女神將守形，形乃長生。慎女內，閉女外，多知為敗。」

開通七竅、感知接納外界的能量資訊和物質是為了後天的生存，如果衣食飽暖安危生存無憂，那人就沒必要消耗太多的精氣神用在七竅上，就可以盡可能地閉戶塞牖，關閉視聽，眼不見、耳不聽，口不食。唯一不能了斷的是呼吸，但是可以有意識調節，使呼吸免得綿長悠遠，呼和吸之間的停頓加長，進入所謂「胎息」的狀態，這時候就有可能進入恍惚幽眇的渾沌狀態，出神入化。

對於人們被欲望驅使、被周圍鼓噪，不停地奔波忙碌、拚命的時候，老子《道德經》第十二章中說：「五色令人目盲，五音令人耳聾，五味令人口爽，馳騁田獵令人心發狂，難得之貨令人行妨。是以聖人為腹不為目，故去彼取此。」

整天盯著手機、電腦看的人，是不是已經視力下降眼花了？整天塞著耳機聽音樂的人，是不是開始耳鳴、聽力下降了？整天自稱吃貨，不停地往嘴裡塞各種美食的人，是不是血糖、血脂、尿酸都高了？整天呼吸汙濁空氣的人，是不是肺裡長出結節了？

想長壽，做減法，少看、少聽、少吃、多息。最簡單的就是閉目養神。

眼瞼
Yan Jian

07

就遮蔽眼球、抗衡風沙而言，單眼皮及其睫毛的防護作用更好。

長著單眼皮的人的眼睛本身就狹長、偏小，有眯眯眼的感覺。

中國古代仕女圖中的美女大多如此，故單眼皮的人又稱古典美人。

眼瞼就是眼皮、目胞。就人類而言，眼瞼分為上瞼和下瞼，分隔上下瞼的裂縫稱為瞼裂，貼近鼻樑一側的眼角，叫做目內眥，外眼角叫做目外眥。上瞼底部和下瞼頂部稱為瞼緣，上面有二至三行睫毛。睫毛均向外彎曲，有阻止灰塵和減弱強光的作用。

說到眼瞼，最常見的話題就是單雙眼皮。單眼皮又稱單瞼，眼皮無褶皺。秦、漢以前，漢族的血統或許較純都是單眼皮，這從出土的秦俑可以得到證明。雙眼皮是指上瞼皮膚在瞼緣上方有一淺溝，當睜眼時此溝以下的皮膚上移，而此溝上方皮膚則鬆弛在重瞼溝處懸垂，向下折成一橫行皮膚皺襞，又稱重瞼。造成單雙眼皮主要是生物遺傳上的原因，雙眼皮是顯性性狀，而單眼皮是隱性性狀。也有其他原因，比如有的人有時候是單眼皮有時候就變成雙眼皮。有的人一隻眼是單眼皮，一隻眼是雙眼皮。

到底是單眼皮美還是雙眼皮美，說法不一。就遮蔽眼球抗衡風沙而言，單眼皮及其睫毛的防護作用更好。長著單眼皮兒的人的眼睛本身就狹長偏小，有眯眯眼的感覺，中國古代仕女圖中的美女大多如此，故單眼皮又稱古典美人。近代人說的柳葉眉杏核眼，多指雙眼皮，眼睛大且鼓起。

現在美容整形手術興起氾濫，其實在中國三十年前最早的美容手術就是「割雙眼皮」。這種微創手術本身是為了治療「睫毛倒插」也就是治療睫毛內捲刮擦眼球。方法是在上眼瞼的瞼緣上面劃一刀形成瘢痕，瘢痕收縮形成重瞼，瞼緣外展睫毛上翻，不再刮擦眼球。因為手術的副作用是讓人變成雙眼皮，所以當時很多人就假裝成有睫毛倒插的毛病去割這一刀。

眼瞼面對外面的一側為皮膚，貼近眼球的一側為結膜，襯在眼瞼內面的為瞼結膜，貼在眼球前的為球結膜。結膜內含有豐富的血管和神經末梢，並有少量的黏液腺，能分泌黏液，滑潤眼球，以減少瞼結膜與角膜的摩擦。到眼科實習的第一步就是要學會翻眼皮，把患者上眼瞼翻起露出紅色的瞼結膜。透過查看可以發現患者是否貧血、是否有砂眼、眼結石或其他炎症。砂眼不是沙子進了眼睛，而是砂眼披衣原體侵犯瞼結膜和穹窿結膜。急性細菌性結膜炎和病毒性結膜炎都是因為細菌和病毒侵染了結膜而引起的，並且都有傳染性。

絕大部分魚類都沒有眼瞼，原因很簡單，因為魚整天生活在水裡，眼珠子不需要額外的滋潤。只要一出水面，就需要眼瞼了，所以兩棲類和脊椎動物都長有眼瞼。無尾兩棲類、爬蟲類、鳥類除有上眼瞼和下眼瞼外，還有一層透明的眼瞼，稱為瞬膜，也稱為「第三眼瞼」。它可以遮住角膜，藉以濕潤眼球，卻又不影響視線。有點像現代人用的隱形眼鏡。特別是當鳥類在高空飛行時，借瞬膜防止風沙對眼球的傷害。哺乳動物的瞬膜已經退化，退化瞬膜即殘存在眼內角，成為不能活動的半月皺襞。滋潤保護眼球只能依靠發達的上下眼瞼。

眼瞼還有一個重要的作用就是遮光，小到閉目養神大到闔眼睡眠，眼瞼的作用不可或缺。而魚沒有眼瞼，一直睜著眼，牠難道不睡覺嗎？不睡覺是不可能的，因為不符合陰陽之道。觀察一下就知道，每到夜晚，金魚就會躲到魚缸內的小假山、水草裡等暗處一動不動。這就是金魚睡覺時的狀態。自然界在淡水裡生活的魚大多躲在岩石後、水草叢的暗處睡覺。還有的魚當夜色來臨時，牠們就會鑽進沙子裡，一動不動地睡大覺，這樣既安靜又能有效地防止天敵的傷害。還有的魚的身體內會分泌一種特殊的膠狀物質，在要睡覺時牠們就吹個大泡泡，膠質的泡泡遇水硬化，然後牠們再鑽進泡泡裡，只在嘴邊留個小孔，就像在睡袋裡一樣。

臨床上常見的眼瞼疾病都與這兩件事有關，眼瞼不能閉合或即便閉合也不能滋潤。比如甲狀腺功能亢進的患者，一般都併發突眼症，眼球鼓起突出，嚴重的就會導致眼瞼不能閉合。患者的痛苦在於晚上睡覺不能合眼，即便能睡一會兒也需要定時叫醒自己滴人工淚液，或者塗抹保護性的眼藥膏，不然角膜就會因得不到滋潤而出現硬化或感染、壞死。

還有一類是乾眼症患者，本身淚液分泌不足或淚液成分出現異常，眼球得不到滋潤，眼瞼起到的不過是類似汽車擋風玻璃前面雨刷的塗抹作用，沒有內在的「玻璃水」和外面的「雨水」，雨刷乾刮只能磨損眼球。

造成乾眼症的原因主要是熬夜和用眼過度，目不交睫是形容人不睡覺或者是因為緊張興奮連眼睛都不眨，這種情況現在很普遍，比如熬夜打電動的人，晚上不睡覺盯著手機看的人。這樣做過度消耗供應眼球的津液，同時不睡覺讓眼球修復，所以很多年輕人都會患上乾眼症，畏光、乾澀、疼痛同時伴有視力減退。中老人年乾眼症一般與全身機能衰退有關，同時伴有口乾、鼻乾、陰道乾澀等症狀，需要調整全身的免疫功能。

除了講究用眼衛生，經常做做眼睛保健操，每天睡前或早晨起來，雙手搓熱，掌心向內扣在雙眼上，反覆幾次，都有很好的保護滋潤眼睛的效果。

頏顙 Hang Sang

08

都知道嘴裡有個嗓子
眼兒通往氣管和食道，
但很少人知道人的嘴裡
還有一個眼兒通往鼻腔，
這個眼兒就是在口腔上膛後面
的頏顙（發音同杭桑），
西醫稱之爲鼻咽腔。
醫學上利用頏顙這個鼻腔道
搶救病人，就是鼻飼。

都知道嘴裡有個嗓子眼兒通往氣管和食道，但很少人知道人的嘴裡還有一個眼兒通往鼻腔，這個眼兒就是在口腔上膛後面的頏顙（發音同杭桑），西醫稱之為鼻咽腔。《醫宗金鑑・正骨心法要旨・頭面部》：「玉堂在口內上顎，一名上含，其竅即頏顙也。」張志聰《靈樞集注》：「頏顙者，顎之上竅，口鼻之氣及涕唾，從此相通。」

大眾雖然不知頏顙，但出於本能，大都會用到。比如有人不喜歡擤鼻涕，習慣把鼻涕吸到嘴裡或吞了或吐出。有人吃多了嘔吐又緊閉嘴巴不想吐，這時候食糜穢物往往會從鼻孔裡面湧出來。我囑咐患者吞服三七粉或琥珀粉，有的患者吞服以後嗆著了自己，肺氣上逆要噴，結果患者緊閉嘴巴不想浪費藥物，結果藥粉就從兩只鼻孔噴出，像噴出兩道煙。

醫學上利用頏顙這個鼻咽腔道搶救病人，就是鼻飼。患者病危昏迷嘴巴緊閉無法餵食給藥的時候，醫生就從患者鼻孔插入一根軟管，通過鼻咽腔進入咽喉，避開氣管插入食管，最終進入胃內。這樣醫生就能在患者喪失意識的狀態下，建立一個生命通道，保障飲食和藥物的供應。直到患者清醒恢復自主，能夠張口進食吞咽。如果沒有這項技術，口噤不開，水米不進就成了生命的終點。古代也有強行撬開牙關，甚至不惜敲碎牙齒，以方便餵食的行為。雖然說是兩害相權取其輕，但因患者無法配合，終究難以避免食物、水飲進入呼吸道造成嗆咳窒息的危害發生。

按說鼻子屬於呼吸系統，口腔屬於消化系統。上面說的鼻飼例子是把呼吸道當食道用，當然也有食道當呼吸道用的。比如鼻塞的病人，呼吸不暢，鼻腔和鼻咽腔都有水腫堵塞，這時候患者只能用嘴呼吸。還有一些打鼾的患者，呼吸憋氣嚴重的會出現長時間的呼吸心跳暫停。這些人的共同特點就是鼻腔堵塞，口腔乾燥，尤其是頏顙和口腔上膛乾燥，這都是替代代償呼吸導致的。

上面兩種情況都屬於陰陽錯位，或牝雞司晨，或公雞抱窩。暫時代償可以，長久必然引發更大的問題。按中醫理論，鼻腔隸屬督脈屬陽，口腔隸屬任脈屬陰。頏顙則是天然陰陽交會的地方。簡單地說，鼻咽部過於乾燥，火燒火燎甚至脫皮，那就屬於陽亢陰虛。而鼻咽部總是湧出鼻涕、痰濁或長出腫瘤瘜肉，那就屬於陰盛陽虛。

臨床上常見的是鼻咽炎，患者常以鼻咽乾燥不適為主訴，常感到鼻塞、打噴嚏、流清（膿）鼻涕、鼻咽部發癢、乾咳痛有異物感、呼吸困難、頭昏頭痛、乏力、嗅覺減退、記憶力下降等，嚴重者有聲嘶、咽痛、頭痛、頭暈、乏力、消化不良、低熱等局部或全身症狀。鼻咽部檢查見黏膜慢性充血、增生、肥厚，覆以分泌物或乾痂。患者鼻腔和氣管都有黏稠分泌物但不易咳出，故咳嗽頻繁，西醫根據鼻咽部黏膜、黏膜下和淋巴組織有炎症即診斷為鼻咽炎，分為急性鼻咽炎和慢性鼻咽炎。

說白了鼻咽炎是人體遭受病毒或細菌感染以後出現的自我保護行為，所有的不適症狀和體症都是順症，不能被壓制或抑制，否則就會轉變成慢性經久不癒的炎症，甚至發展成為增生甚至腫瘤。中醫中藥的治療效果是最好的，比如辛溫辛涼解表藥，苦寒清熱解毒藥，化痰散結藥等等。它能有效調動身體的正氣（免疫系統），因勢利導，扶正祛邪，順應身體自癒的趨勢，達到治病求本的目的。

鼻咽部還有一種常見的疾病是鼻咽癌，這是發生於鼻咽腔頂部和側壁的惡性腫瘤，是中國高發惡性腫瘤之一。常見臨床症狀為鼻塞、涕中帶血、耳悶堵感、聽力下降、複視（將一個物體看成兩個）及頭痛等。

臨床上如遇到原因不明的一側進行性咽鼓管阻塞症狀；涕中帶血或後吸鼻後「痰」中帶血；頸側淋巴結腫大；原因不明的頭痛；外展神經麻痹等患者均應考慮到

鼻咽癌的可能，需要進行詳細檢查。

現代醫學對鼻咽癌的成因說法不一，大多歸咎於遺傳或地域飲食習慣。中醫認為癌是陰實證，與情緒壓抑，氣血凝滯有關。《靈樞．經脈》說「肝足厥陰之脈……挾胃屬肝絡膽，上貫膈，布脅肋，循喉嚨之後，上入頏顙。」表明頏顙出問題與肝氣鬱結壓抑怒火有關。鼻咽癌大多對放射治療具有中度敏感性，放射治療是鼻咽癌的首選治療方法。但是對較高分化癌（高分化癌：瘤細胞分化程度較高，接近其來源組織的成形態。生長緩慢，惡性程度較低，轉移較晚），病程較晚以及放療後復發的病例，手術切除和化學藥物治療配合中醫中藥調養都是不可或缺的手段。

從預防和保健的角度來講，平時保持頏顙的通暢很重要。內家拳在站樁或靜坐的時候都要求舌舔上膛，其實就是在交通任督二脈，平衡陰陽。起碼頏顙裡面不會那麼多鼻涕，也不會乾燥上火。

髎

Liao

09

古人把骨頭的接縫稱為髎，
發音同療。
有的則是骨與骨之間
呈半癒合狀態，
如同磨磚對縫。
每個人的鼻頭內部
其實是兩片骨頭組成的，
用食指按壓一下自己的鼻頭，
能明顯感覺到兩片軟骨。

古人把骨頭的接縫稱為髎，發音同療。

俗語：「姑舅親輩輩親，打斷骨頭連著筋。」骨頭之間有的靠筋（肌腱）連接固定，有的則是骨與骨之間呈半癒合狀態，如同磨磚對縫。不管怎麼都會留下空竅或縫隙，為氣、血、神經出入提供方便。既然是接縫或空隙，那就屬於結合部相對脆弱，所以髎也是邪氣和異物容易積聚的地方。

人體最大的幾個髎在骶骨，一共有八個，中醫稱為八髎。腰椎以下五塊骶椎融合在一起，形成一整塊骶骨。五塊骶骨之間留出四對骶孔，向盆腔一面有四對小孔叫骶前孔，向後開放的四對叫骶後孔。中間脊髓孔內有神經走行，這些神經纖維束分別從這些間隙（骶前孔和骶後孔）中發出，支配外周，控制影響盆腔泌尿生殖系統。

中醫把八個骶後孔稱為八髎，統屬足太陽膀胱經，針刺艾灸按摩這幾個穴位，向外通過經絡和神經傳導，能解除腰骶大腿和臀部的疼痛、麻木、冰涼、燒灼等不適的感覺，對中可以影響督脈、膀胱經和脊髓，改善脊髓大腦功能，改善脊柱兩側肌肉的緊張或鬆弛狀態，對內能影響小腹各個器官，有效地改善人體泌尿、排泄和生殖系統的狀態。

每個人的鼻頭也叫鼻準，內部其實是由兩片骨頭拼接而成的。自己用手食指按壓一下自己的鼻頭，能明顯感覺到兩片軟骨，小孩子、年輕人鼻頭偏硬，軟骨間隙不明顯。歲數大了縫隙就變得大一些。古代有段時間用這個方法檢測童貞。

絕大多數人沒學過解剖，但有些人吃過兔頭或豬頭，有的人啃過鴨頭，吃北京烤鴨的時候，廚師會把鴨頭縱切一劈兩半，仔細觀察一下，就能發現這兩片軟骨，以及軟骨連帶的鼻骨。鼻骨是顱骨的延伸，但是鼻骨本身是由酥鬆的骨質和軟骨構成，這種結構是為了方便滲出黏液也就是鼻涕。

中醫認為，髓為骨之液，正常分泌鼻涕，有助於保護濕潤鼻腔黏膜，加濕過濾空氣，擤鼻涕流鼻涕本身就是排出異物。但是如果感染外邪出現炎症，就會分泌大量膿鼻涕。或者對花粉蟎蟲過敏，連續噴嚏病流出大量清水鼻涕，這些都會導致陰精大量流失，傷及骨髓、大腦和腎。所以中醫稱鼻竇炎流出大量膿鼻涕為腦漏，流失過多就會影響人的記憶力。

很多人摸過貓狗的鼻頭，都是涼涼、濕濕的。養過寵物的人都知道，一旦貓狗的鼻頭發熱變乾，那就意味著要生病了，一般是流感發熱的前兆。其實人也一樣，中醫稱鼻頭為素髎。素是白淨的意思，實際上健康的人鼻頭不應該發紅，且應當是溫度偏涼。鼻頭居面部正中高點，屬於督脈。督脈性熱，循行到鼻腔有溫煦、推動鼻腔分泌黏液的作用，到了素髎屬於強弩之末就應該變得涼潤。人特別是小孩子一旦鼻頭發熱、發紅，同樣是外感發熱的前兆。

很多人鼻頭發紅，但不發熱，俗稱酒糟鼻。西醫關注病因，認為是感染蟎蟲，治療多用藥物殺蟲。中醫認為病緣也就是發病條件更重要，所以注重改善環境和發病條件。鼻頭發紅確實與喝酒過多有關，其原理在於飲酒傷脾胃，胃腸蠕動變慢，食積壅滯在中，濕熱上蒸，寒濕下注，上熱下寒。雖然鼻頭發紅，但患者四肢厥逆、肚腹冰涼。所以治療酒糟鼻，一定要疏通腸胃，條達四肢，絕不能局限一處，頭疼治頭，腳疼治腳。

素髎應該涼，但不能過涼，有些人陰寒過重，鼻頭發青甚至發黑，這是督脈陽氣衰微，陰寒過盛的表現。類似的表現還有印堂也就是鼻根以上發暗。患者多有嗆咳、鼻塞氣逆等症狀，嚴重的會有水腫、心悸等症狀，甚者危及性命。治療這種病症，應本著急則治標的原則，快速針刺素髎，甚至放血，以快速振奮督脈陽氣，開暢鼻腔，宣通肺氣。同時配合強心利尿藥物的使用，緩圖治本。

素髎穴隸屬督脈，內通肺臟，上絡大腦。雖然不熱，但是神經末梢豐富，是急救的要穴。房事期間，無論男女出現性興奮過度，失精脫陽、昏厥喪失意識的時候，與其驚慌失措或打１１９等待救護車到來，不如自己動手施救，以前講過可以針刺骶骨尾椎末端的長強穴，回陽救逆。其實有個更有效的簡單的方法，就是迅速用指甲掐素髎穴或人中穴，或者乾脆用牙咬素髎穴，當然不能太狠把人家鼻子咬掉了。其回神效果顯著。

現在的醫療政策扭曲，不重視醫生勞動的價值，過度抬高藥物和醫療設備的價格，導致醫患關係緊張，出現了很多醫患糾紛，甚至有極端的傷醫、殺醫的事件發生。其中很多惡性事件與空鼻症有關。所謂空鼻症就是鼻腔經過手術以後出現無黏液分泌，鼻孔乾燥疼痛，每次呼吸都極其痛苦，導致患者無法入睡，最終出現情緒、精神失常，而導致暴力行為。

正確診斷，精心施治，避免過度醫療是避免空鼻症發生的前提，已經患有空鼻症，可以通過針刺素髎穴以及相關的迎香、攢竹等穴位，同時配合服用滋陰潤燥、宣肺開竅的中藥，能夠逐步改善鼻腔的氣血供應，有效緩解空鼻症乾燥疼痛的症狀。

陰陽就是這樣，平和最好，鼻涕過多是腦漏，沒有鼻涕是空鼻，偏離了中和，就是病態。素髎居中，正好可以借助，調和陰陽。另外，從古至今，素髎穴都禁灸，這與保持素髎偏涼的本性有關，也與擔心艾灸燙傷、落疤毀容有關。

和髎

He Liao

10

耳和髎（別名：和髎），
確切地說耳和髎的髎
是耳軟骨與顳骨的接縫。
耳朵凍疼了的時候，
有經驗之人的緩解辦法
不是搓揉耳廓，
而齊著耳根（耳和髎）上下擠壓，
可以快速改善整個耳朵的
供血、供氣。

相傳，扁鵲所著的《難經》，是《黃帝內經》的論述演繹延續，也是中醫必讀的經典。其中第三十七難有言：「五藏者，當上關於九竅也，故肺氣通於鼻，鼻和則知香臭矣；肝氣通於目，目和則知黑白矣；脾氣通於口，口和則知穀味矣；心氣通於舌，舌和則知五味矣；腎氣通於耳，耳和則知五音矣。」

人的頭上有七竅，分別是雙眼、雙鼻孔、雙耳和口腔，這是頭顱大腦對外開放的明道。顱骨內盛腦漿，後面通過枕大孔連接脊髓，這是不見天日的暗道。另外兩竅是肛門和尿道，加起來一共九竅。女人還多了產道，總共十竅。上次講了素髎，在鼻頭正中，能夠影響幾個蜂窩狀的竇腔向鼻腔滲出黏液。算是「鼻和則知香臭矣」今天再說兩個能影響口耳的穴位：「耳和髎」和「口禾髎」。

確切地說耳和髎的髎並不是顱骨上的空竅，而是耳軟骨與顱骨的接縫兒。俗話說的耳根子硬或耳根子軟，說的就是這個地方。小時候孩子淘氣都挨過打，打屁股最疼但也最安全。有時候會被老師耳提面命，或被家長揪著耳朵拎起來，這時候最容易造成耳朵軟骨撕裂，傷的根兒就是耳和髎。天衣無縫，骨頭有縫兒，結合部是最薄弱的。另外冬天天冷凍得厲害的時候，耳朵供血供熱最薄弱，往往齊著耳根，整個耳廓會變得冰涼堅硬，先紅後紫最後變黑，有的人還長出凍瘡，經年不癒。耳朵凍疼了的時候，有經驗的人緩解的辦法不是揉搓耳廓，而是齊著耳根（耳和髎）上下擠壓，可以快速改善整個耳朵的供血、供氣。

耳廓的大部分以彈性軟骨為支架，覆以皮膚構成，皮下組織少，富含血管和神經，感覺敏銳。耳廓前凹後凸，利於收集聲波。耳和髎的具體位置在頭側部，當鬢髮後緣，平耳廓根之前方，顳淺動脈的後緣。耳和髎穴最下面是骨縫兒，上面有顳肌；前方有顳淺動、靜脈，負責給耳朵供血；周圍布有耳顳神經分支，面神經顳支，負責外耳的感覺。還有外耳淋巴，匯入耳前、耳後、耳下、顳淺和頸深上淋巴結。耳朵產生凍瘡的主要病理是淋巴液迴圈障礙，出現凍凝水腫，進而影響到血液迴圈，出現瘀血，最終影響到軟骨，導致軟骨壞死萎縮。

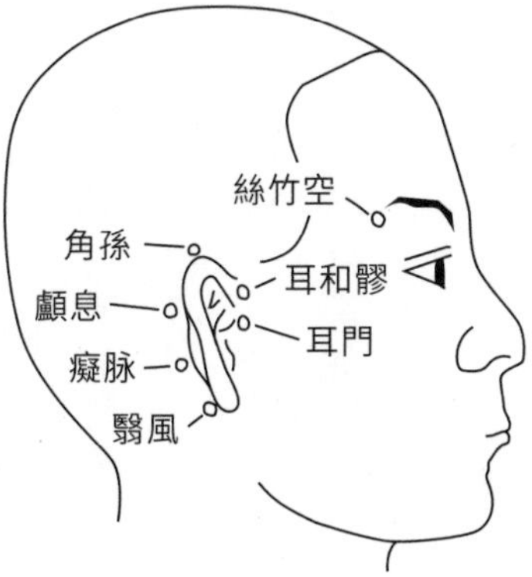

毫無疑問，耳和髎是影響耳朵功能的小竅道。《難經》講：「耳和則能知五音」，故名。中醫經絡學說認為，耳和髎屬於手少陽三焦經，三焦本身就是元氣和體液的通道，內連心胞影響血液迴圈。所以在臨床上通過針刺耳和髎穴，通過深淺和力道的調整，可以向內影響到耳廓和內耳，向外影響到面目口鼻的氣、液、血的供應和迴圈，有效治療頭重，耳鳴，牙關緊閉，頷腫，鼻準腫痛，口喎等症狀。

口禾髎，切確地說口禾髎也不是顱骨上的空竅，而是門齒與犬齒之間的間隙。中醫認為齒為骨之餘，所以說牙縫兒是髎也沒毛病。口禾髎內對兩齒（門齒及尖齒）牙根間凹陷處，故名。取穴的方法是，在鼻孔外緣直下，水溝穴旁開零點五寸處。正坐仰靠或仰臥取穴。穴位在上唇方肌止端；有面動、靜脈的上唇支；佈有面神經與三叉神經第二支下支的吻合叢。針刺時要扎到在上頜骨犬齒窩部。

毫無疑問口禾髎能調節影響口腔功能。《難經》講：「口和則能知五味矣」。故名。但僅僅把口禾髎局限於治療口腔問題，那還真是小看了它，其實它能夠調節口鼻兩個竅的功能。人們做飯講究色香味形觸，其中色形靠眼觀，香靠鼻嗅，味形觸是口感。貓狗吃東西先看、後嗅，最後才決定吃不吃。現代人活得刻意，吃與不吃只想著科學分析裡面含什麼營養元素，忘記或喪失了天賦本能。吃的東西也往往是有形無氣，有色無味。比如未成熟的水果、反季節的蔬菜、冰涼的冷飲和快速解凍的食材，根本沒有馥郁的香氣。人只有聞到香氣，才能刺激鼻腔內通督脈，進而發出指令讓體內消化器官和腺體分泌消化液。令人饞涎欲滴、食指大動。如果食物本身沒有香氣或吃客本身鼻腔堵塞、嗅覺失靈，那麼就是純陰無陽，吃進東西近乎強暴自己的胃，絕對不好消化。

按中醫理論，口禾髎隸屬於手陽明大腸經，位於口鼻之間，大腸經起於食指末端（食指大動）其經脈沿手臂上頸項上面頰，入下齒齦，回出環繞口唇，交人中，抵鼻旁迎香穴，故此穴不僅善通鼻竅治療各種鼻子疾患；並可疏面齒風邪，以治療面口疾患。解除鼻瘡，瘜肉，鼻塞鼻衄，鼻流清涕，牙關緊閉，口喎等症狀。治療鼻炎，鼻衄，嗅覺減退，鼻瘜肉，面神經麻痹，面肌痙攣，腮腺炎等病症。

因此，口禾髎能影響人的口鼻對食物氣味的感覺。廚師在外和鼎調羹，烹飪美食。醫師於人調和口鼻，幫助消化，非此穴莫屬。

口唇 Kou Chun

11

口唇其實就是口腔黏膜的外延和外展。
因此口唇的病變往往預示或代表了口腔內部和胃食道黏膜的變化。
臨床比較常見的有口角糜爛和口唇乾裂、騷癢、脫皮(唇炎)。

人為什麼要長口唇呢?總不是為了有個地方塗口紅吧!

禽鳥就沒有口唇,只有堅硬的喙。鳥嘴長成這樣主要是為了進食方便,叼啄鉗咬。反觀哺乳動物就都有嘴唇,首先是為了吃奶方便,柔軟的口唇環繞嘬住乳頭,吸食起來才不會走風漏氣、有力有利。

口唇的功能其次就是為了發聲,《黃帝內經》在〈憂恚無言篇〉中說:「會厭者,聲音之戶也。口唇者,聲音之扇也。舌者,聲音之機也。懸壅垂者,聲音之關者。」咽喉舌唇的配合，使得哺乳動物發音更豐富多彩，禽鳥只用喉舌，聲音雖然也高亢婉轉動聽，但比起哺乳動物還是差了一些。

鑑於口唇對發音的重要影響，以至於誕生出一個新的學問叫做唇語，也稱唇讀、讀唇術，指靠看別人說話時嘴唇的動作來解讀別人說的話，有一些聽力障礙者會使用這種技巧來與他人交流。這種唇語識別能夠為語音辨識提供輔助的視覺資訊。在國外，有部分海事人員有專業訓練唇語來判斷別的船或是岸上的人所說的話，對於情報人員來說，唇語也是一種竊取資料情報的技能。視覺資訊可以說明人們更多地識別聽到的語言單詞，特別是在某些噪音水準下，這樣的提升最高能好幾倍。人腦可以借助於視覺，從說話人的面部以及嘴唇的移動獲得一定的視覺資訊。而這樣的視覺資訊可以說明我們更好地識別說話的內容。

正常的人只有兩片嘴唇，有些草食動物有三瓣嘴，比如兔子、袋鼠、羊駝和駱駝，據稱這是為了進食咀嚼草木枝幹方便。但是有的新生兒卻生來有三瓣嘴，醫學上稱為唇裂與顎裂，常被合稱為唇顎裂。裂口可能發生於嘴唇或下顎的單側、雙側，或是中間。輕度的唇裂只有一道裂縫，中度的唇裂會有兩道裂縫。重度的唇顎裂常會從上顎裂到鼻腔，甚至裂到耳朵都有可能；顎裂可能會造成進食問題、口語表達問題、聽力問題、以及耳道感染。唇裂與顎裂可經由外科手術修復。唇裂手術通常會在出生後的前幾個月進行，而顎裂手術則應在患者出生十八個月內，同時亦須配合言語治療及牙齒保健。

口唇的第三個功能，是代表五官之一的口腔，是醫生、望診的重要觀察指標。普通人也知道「察顏觀色」，描述人的形象有齒白唇紅、櫻桃小口等等。口唇其實就是口腔黏膜的外延和外展。因此口唇的病變往往預示或代表了口腔內部和胃食道黏膜的變化。臨床比較常見的有口角糜爛和口唇乾裂、騷癢、脫皮（唇炎）。

口角炎俗稱「爛嘴角」，表現為口角潮紅、起皰、皸裂、糜爛、結痂、脫屑等。患者張口易出血，吃飯、說話均受影響。口角炎的誘發外界因素是乾冷的氣候，使口唇、口角周圍皮膚黏膜乾裂，周圍的病菌乘虛而入造成感染；主要的還在於內因，人的口唇缺乏滋潤和營養、保護，給外界細菌（鏈球菌或葡萄球菌）甚至真菌的滋生造成了條件。另外若從膳食中攝取的維生素減少，造成體內B族維生素缺乏，還會導致維生素B缺乏性口角炎的發生。唇炎的類型很多，根據病程分類有急性和慢性，根據症狀可以分為糜爛性、濕疹性、脫屑性。很多唇炎病因不明，與人的情緒、飲食、季節、光照、免疫力有關。中醫對口唇有獨特的理論認識，按臟象理論，口唇五行歸屬土，是脾胃的外華，口唇的病患是標，調理脾胃也就是內在消化和吸收功能是治本。

爛嘴角的治療要強調飲食宜忌，中醫認為濕熱毒是導致口腔、口唇糜爛的重要原因，所以患者要少吃或不吃水果、牛奶等濕氣大的食物，多喝茶水多吃鍋巴等苦味食物。最簡單的方法就是用熱的蒸餾水清洗嘴角。大家可能都記得小時候用暖水瓶的瓶蓋燙嘴角的經歷。唇炎的治療，主要依靠藥物內服和外洗。內服的藥物以達到焦苦燥濕、芳香化濕和淡滲利濕的目的。「流水不腐、戶樞不蠹」，內在體液改善了，細菌病毒就失去了生息繁衍的條件，口唇也就隨之變得乾淨衛生。

口唇的第四個功能確實和口紅有關，那就是展示性感。中醫的經脈理論認為，人的任脈，主管妊娠和生殖，這條經脈起於小腹出於會陰，沿人體胸腹正中線過肚臍上行環繞口唇，之後入眼入腦。

因此適齡、健康、有生育能力的人無論男女，其口唇是溫暖、飽滿、厚實、濕潤、紅色靚麗的，反之如果一個人的口唇是冰涼、乾癟、無血色、或青紫發黑，除了說明其脾胃功能差以外，還說明其生殖功能也有問題。

塗口紅其實是一種偽裝，假裝有生育能力，假扮性感，藉以吸引人的注意。當你進一步吻上一副冰冷的唇的時候，更要小心。熱臉貼個冷屁股，要想想你是否有足夠的熱量把她暖和過來。

牙齒 Ya Chi

12

牙和齒還是有區別的。
中文是象形文字，
牙象徵前面的門牙和犬牙，
而齒就代表臼齒。
牙的作用是切碎撕裂食物，
而齒的作用是用來研磨，
牙齒合起來完成了咀嚼功能，
是消化食物的第一步。

牙和齒還是有區別的。中文是象形文字，牙象徵前面的門牙和犬牙，而齒就代表臼齒。牙的作用是切碎撕裂食物，而齒的作用是用來研磨，牙齒合起來完成了咀嚼功能，是消化食物的第一步。

考古發掘判斷是肉食恐龍還是草食恐龍的方法很簡單，就是查看恐龍牙齒的化石，草食恐龍多齒，小而偏平，肉食性恐龍多牙，尖而銳利。很多人糾結於自己應該吃素還是吃肉，或者搞不清每天肉食和素食的結構比例，其實觀察一下自己的牙和齒的數目比例就知道了。主要觀察的就是兩個門牙旁邊的犬牙，尖銳、堅硬、偏長的就儘管放心吃肉。犬齒短小偏平，甚至沒有更換成恆牙過早脫落的就要少吃肉。同時可以作為參考的就是有沒有狐臭，有的話就是肉食動物。

牙的發育比齒早，嬰兒在出生後半年，咿呀學語的時候先萌發的就是門牙，然後依次長出其他的乳牙。乳牙一共有二十顆。兩個門牙，一個犬牙和兩個臼齒。乳牙一般在孩子兩歲半出齊。從這個發育現象來看，我們一般建議孩子長牙後逐步添加輔食，而在乳牙換齊以後斷奶。從牙和齒的數目比例上看，孩子肉食應多於穀物和蔬菜。很多家長看到孩子光吃肉不吃菜就擔憂，其實這是天賦正常的。

事實上，孩子在半歲以後，母親的乳汁分泌量會逐漸減少，寶寶的食量也已經開始增加，這時光喝母乳已經不足以應付寶寶一天的營養。六到十二個月大的寶寶，正是發展咀嚼與吞咽的關鍵期，對於嬰兒來說，咀嚼與吞咽能力是需要學習的，如果沒有練習，到了一歲以後，就會拒絕嘗試，即使孩子肯吃，有時也會馬上吐掉，造成餵食上的困難。

現在臨床上出現的問題是，很多孩子的個別或全部的乳牙都爛掉了，去看牙醫，牙醫只能建議等大了換恆牙，而根本不關心這是孩子餵養方式和飲食習慣出了問題，這其實是一種富裕家庭的營養不良病。據我的臨床經驗和觀察，幼兒乳牙糜爛主要有兩個原因，一是碳酸飲料和含糖飲料，二是消化不良和胃酸逆流。

現代社會出現了一批從小不喝水只喝飲料的孩子，這是家長的愚蠢無知、嬌慣縱容造成的。由於碳酸飲料的腐蝕和飲料中糖分過多，造成孩子乳牙逐漸變得鬆脆酥裂，最後滿口的乳牙都齊根兒斷掉，豁牙漏嘴，留下一個個牙齒殘根兒，由於沒有牙齒，無法仔細咀嚼切碎研磨食物，粗糙的食材直接入胃，加重了胃的負擔，導致食物在胃停留時間過長，胃壓增大，胃酸反流到口腔，進一步加重對牙齒的腐蝕。

第二種情況就是本身孩子消化不良，或有食積，這種孩子睡覺時容易無事找事做，在床上翻滾、手舞足蹈，有的則喜歡趴著睡覺，手腳心發燒，喜歡把手伸到比較涼的枕頭底下，這種孩子容易嘴巴臭臭的有口氣，嘴唇紅紅的，經常會出現嗓子疼和扁桃體腫大，脾氣也不好，煩躁不耐心多動。這些孩子會經常出現牙齦腫痛和齲齒，最終導致個別乳牙過早脫落。

另外，一些患有自閉症或智力障礙的孩子，吞咽功能本身就有問題，容易在晚上熟睡的時候出現胃酸逆流，造成對牙齒的破壞。

女孩子到了虛歲七歲的時候，開始換牙，乳牙脫落長出恆牙。男孩子晚一年，虛歲八歲的時候開始換。這時候的孩子缺牙漏齒，一副天真爛漫的樣子。兒童發育正常的話，換牙最晚應該在十二、十三歲前完成，這時候長出的恆齒有二十八顆，比乳牙多出了四顆臼齒。臼齒的增多，說明進入少年以後，人的肉食和穀物比例應該顛倒過來，穀物應多於肉類。

現在臨床上出現的問題是，孩子乳牙到時不脫落，或者脫落以後不長新牙。有的人甚至會終生不換恆牙，帶著乳牙長到中年。這時候家長都是帶著孩子看牙醫，牙醫的建議很簡單，去照X光，看看有沒有牙胚，有的話就等著，沒有的話就死了心，終生只能戴假牙。你也不能責怪醫生，因為他們的理論就是這麼簡單粗暴。其實呢有牙胚也未必會長出牙，就像你撒個種子到地裡，氣溫水肥等因素不夠它也不會長。而沒有牙胚，就不能長出牙胚嗎？牙胚的種子應該是基因吧，只要沒有基因缺陷，長不出牙胚就應該是周圍環境的問題吧！為什麼不去改善呢？

事實上，兒童不換牙和乳牙糜爛的原因和道理是一樣的，營養過剩導致的營養不良。中醫理論認為人是天然被設計製造的一個動態平衡系統，一個系統的過度亢盛會削弱另外一個系統的功能。所謂相生相剋，此消彼長。中醫認為齒為骨之餘，腎主骨生髓。而脾胃屬土，如果飲食過度，營養過剩就會導致脾胃實熱，克伐腎水，腎精不足，就無力支撐牙齒的生長發育。

所以碰到這種情況的父母，應及時去看中醫，調整飲食習慣，禁食含糖量高的食物，忌口飲料、牛奶、水果，先服用幫助消化的中藥再吃補腎壯骨的中藥，這樣就能及時幫助孩子長出新牙。

到了成年，三十歲左右甚至更晚，有的人會長出智齒，中醫稱為真牙，這樣人的牙齒總數為三十二顆，臼齒的數目遠遠大於門齒和犬齒，說明人到中年更應該少吃肉多吃五穀。當然也有很多人不長智齒，終生保持二十八顆牙的數目。

髭鬚髯

Zi Xu Ran

13

長在上嘴唇的鬍鬚
叫做「髭」，
長在下巴上的叫做「鬚」，
髭鬚茂密，
包圍了口唇，稱「髯」。
觸碰鬍鬚意味著侵犯、冒犯，
自古以來，揭龍鱗、拔虎鬚
都是大逆不道的事。

界定一個民族是否擁有獨特的文明，一般要考慮幾個因素：宗教信仰、語言文字、天文曆法、傳統醫藥和衣冠服飾。幾千年來，江山易主，爭來鬥去，看得見的是國土淪陷、種族人口減滅，無形中發生的是自身文明被迫放棄或主動遺棄。近年來，隨著經濟的高速發展，中國人開始恢復自信，回歸傳統。有人開始在正式場合穿中式、對襟立領的唐裝或者長衫，女士則穿旗袍。但這種著裝被詬病不是漢人正宗，而是滿族服飾，於是復古、前衛的人士開始穿戴漢服。恢復華夏衣冠服飾，趨勢是肯定的，整體上還要協調匹配，細節上還需要探討完善。

比如說民國人著長衫戴眼鏡，留下了很多影像，所以大家看著不彆扭，容易接受。而著漢服的古人是沒有眼鏡可戴的，所以現代人穿漢服戴眼鏡就不大協調。再者，古人都是蓄髮留首、披巾戴冠的，所以現在留著光頭、平頭、側分頭、後梳油頭穿漢服都顯得滑稽。最重要的是，古代男子蓄鬚，所以現代人鬍子刮得乾乾淨淨穿漢服，立刻讓人覺得像閹人宦官。

男女都有眉毛，區別在於有無鬍鬚，所以女人叫「美眉」，男人稱為「鬚眉」。古人把長在上嘴唇的鬍鬚叫做「髭」，長在下巴上的叫做「鬚」。髭鬚茂密，包圍了口唇，稱「髯」，當然髯可以擴大到連鬢鬍子。現在演京戲鬚生都要戴假鬍子「髯口」，配上古代服飾，適配協調。

鬚，象形字，部首從「頁」（代表頭顱），應該是有鬍鬚的人的側面像。「溜鬚拍馬」

就跟鬍鬚有關：據《宋史》記載，真宗時，寇準曾做主考官，錄取了一名進士叫丁謂。等寇準做到宰相時，這位門生一路升遷做到了他的副手，參政知事。原因在於他很會迎合上意。某日，吃飯時寇準的鬍鬚黏了湯水，丁謂為之揩拂，即溜其鬚，寇準笑曰：「參政，國之大臣，乃為長官拂鬚耶？」說得丁謂既羞又惱，從此對寇準懷恨在心，以至於後來有了構陷長官的事。

我相信寇準是對他的為人有看法，身為師長，如果不是被惹惱了，也不會當眾奚落。丁謂應該是自取其辱，你憑什麼碰別人的鬍鬚？大家都知道貓的鬍鬚是用來探測周圍環境的，換句話說鬍子以內就是自己可以掌控的勢力範圍。人也一樣，自我保護有範圍，容不得別人插手。梳理、揉撚甚至掐斷鬍鬚，那都是自己的事，「吟安一個字，撚斷數莖鬚」。無論是善意還是惡意，即便是順著溜拂，觸碰鬍鬚就意味著侵犯、冒犯。所以自古以來，揭龍鱗、拔虎鬚都是大逆不道，挺危險的事。

人類只有男人有鬍鬚，而人長鬍鬚顯然不是為了探路，因為鬍鬚都是下垂的。

也許遠古的時候探險爭鬥有這個需要，史上著名的莽撞人樊噲、張飛、李逵的鬍鬚都是張揚、支稜著的。京劇中張飛戴的髯口叫「喳」，淨行有一個動作表現生氣，就叫「撕喳」，吹鬍子瞪眼伴隨「哇呀呀」暴叫。北京方言「髭毛兒、炸刺兒」，用來形容愣頭青囂張狂放、惹是生非的樣子。

髭鬚是男人的第二性徵，開始長鬍鬚是性成熟的標誌之一，「嘴上沒毛，辦事不牢」。一般漢族男生在虛歲十六歲左右開始變聲、長喉結，上唇出現絨毛（髭）。中醫認為髭鬚是靠精血的滋養生長的，與生殖功能密切相關。奇經八脈中的衝脈主管鬍鬚的生長，它起於丹田，出於會陰，過外腎睾丸。對於女子來說，聯繫的是卵巢：衝脈沿著人體正中線任脈的兩邊上行，散於胸中，促進乳房發育。女子性成熟後每月有經血流出，衝脈精血不能上濟，所以女人不長鬍鬚。對於男子來說，衝脈氣血繼續往上走，環繞口唇生長髭鬚。

如果女子出現瘀血閉經，且不是在懷孕、哺乳，就容易長鬍子。被診斷為多囊卵巢綜合征的人，往往苦於長出濃密的毛髮甚至鬍鬚。中醫治療往往從恢復排卵、恢復月經入手，間接治好女人長的鬍子。生殖功能強、精充血足的男人，胸毛、腹毛、髭鬚一般比較濃密。古代宦官被閹割去勢，衝脈被切斷，所以不會長鬍鬚，聲音也發生變化。《黃帝內經》裡提過一種天生不長鬍鬚的人，叫做天宦。這種人生殖繁育功能正常，男人女相，大多心機深重，隱忍不發，刻薄惡毒。

咽喉

Yan Hou

14

從小媽媽就教育我們吃飯時候不許亂說話、打鬧，要說話前先把嘴裡的東西咽乾淨了再說。這麼苦口婆心的說教目的只有一個，就是怕咽喉紊亂不分，會厭軟骨遮蓋氣管不及或打開過早，把食物或水嗆到氣管裡。或者把吸入的空氣吞到食道胃裡，造成腹痛脹氣。

細分的話，咽和喉是兩個概念，咽通食道，喉通氣管。《素問．太陰陽明論》中說：「喉主天氣，咽主地氣。」咽與喉。相連而有別。咽在後，下連食道，直貫胃腑，為胃之系；喉在前，下通氣道，連於肺臟，屬肺之系。《靈樞．憂恚無言》說：「咽喉者，水穀之道路也；喉嚨者，氣之所以上下者也。」

如果咽喉並稱的話，應該是指會厭以上舌根以下這塊地方，俗稱嗓子眼，古稱嗌。確切地說，嗓子向下一分為二成為咽和喉，這個分界點是會厭軟骨。

清代醫家王清任精通屍體解剖，在撰寫

《醫林改錯》一書明確指出：「會厭，即舌後之白片，乃遮蓋喉門之物也。」會厭位於舌骨體後方，上寬下窄，狀如花瓣，呼吸時會厭上啟，吞咽或嘔吐時會厭下蓋，以使水穀與氣體，各循其道，不致有誤。

從小媽媽就教育我們吃飯時候不許亂說話、打鬧，要說話前先把嘴裡的東西咽乾淨了再說。在外面瘋玩回來氣喘吁吁的時候不許馬上吃飯喝水，要等氣喘勻了再吃喝。這麼苦口婆心的說教目的只有一個，就是怕咽喉紊亂不分，會厭軟骨遮蓋氣管不及或打開過早，把食物或水嗆到氣管裡。或者把吸入的空氣吞到食道胃裡，造成腹痛脹氣。俗話說的「食不言寢不語」，道理就在這裡。

現在常常咽與喉的並稱，喻值交通要道或要命的地方。《戰國策・秦策四》：「韓，天下之咽喉。」《史記・滑稽列傳》：「洛陽有武庫、敖倉，當關口，天下咽喉。」宋陳亮《酌古論・先主》：「夷陵者，荊州之咽喉也。」

咽喉的實際含義偏向喉。人可以幾天十幾天不吃飯、不喝水，但是不呼吸是分分鐘鐘要命的事。所以扼住命運的咽喉，多是指喉嚨，殺人割喉也是割斷位置靠前的氣管。《後漢書・霍諝傳》：「譬猶療饑於附子，止渴於鴆毒，未入腸胃，已絕咽喉，豈可為哉！」

咽喉是外界通裡的門戶，咽通六腑喉通五臟。所以天賦構建門衛保安的力量非常強大，在咽喉有一圈免疫衛士構建的咽淋巴環，具體由顎扁桃體、咽扁桃體、咽鼓管扁桃體、舌扁桃體組成。平時生病感受到痛苦，大夫檢查嗓子能看到腫大的是顎扁桃體，位於咽前柱（舌顎弓）和咽後柱（咽顎弓）之間，左右各一。

中醫稱扁桃體為乳娥、喉核，中醫認為扁桃體出現紅腫、疼痛、化膿、高熱是人體正氣抵禦外邪而產生的熱毒，是身體的正常預警，所以治療上要因勢利導，扶正祛邪，用清熱解毒化痰散結的中藥，比如金銀花、連翹、桔梗、玄參等治療，已經化膿的，古代中醫已經有巧妙的切開引流排膿的針刀手術。為避免小孩子恐懼心理，兒科醫師還把粗針藏在毛筆頭裡面，將毛筆深入患兒口腔中，迅速刺破膿包，引流膿液。正勝邪退，扁桃體自然會恢復常態。

家裡著火，警報器響了，誰如果不去滅火而去關警報器肯定被認為是傻。但是對待扁桃體這個警報器，如果反覆感染炎症不退的話，有的西醫就是一切了事。我們認為從生理上，這不僅破壞了咽喉的免疫淋巴環，導致病邪以後長驅直入。咽喉不表現病痛，病痛改道深入到內臟層次了。另外切除扁桃體會造成心理的問題，心胞和心神失去了一道保護屏障，患者日後會變得敏感易激惹，抑鬱的發病可能性增大。所以身體髮膚受之父母，不要輕易毀傷割棄。

預防咽喉腫痛的方法，其實就是保持自己免疫功能正常運行而已。無外乎老生常談不晚睡、不熬夜。要少吃辛辣上火的東西。兒童尤其要少吃雞肉，尤其是香辣麻辣的雞腿雞翅，臨床上看到的往往都是，頭天晚上孩子吃了，第二天就嗓子疼發燒。內在的道理一是小兒體質偏熱，雞肉性質偏熱，兩者迭加心火就竄上來了。我曾經治療過一例猩紅熱患兒，孩子剛好出院回家，外婆心疼孩子消瘦，燉了雞湯滋補，當晚高燒就又起來了，舌頭芒刺紅得跟草莓似的，嗓子都爛了。

快速治療扁桃體腫大疼痛、發熱的方法，可以針刺在少商或商陽穴放血，也可以用耳針在耳尖放血。點按膻中，揉按到痛點消失，點按巨闕上脘穴，揉散滿實硬結。

咽喉常見病還有梅核氣，一般好發於青壯年女性。患者自覺嗓子眼兒裡面有異物，如同烤焦肉塊，吞，咽不下去，吐又吐不出來，真是如鯁在喉的感覺，但真正喝水吃飯一點也不會受到影響。患者多半懷疑自己得了腫瘤，到醫院做喉鏡檢查卻沒有異樣。這種西醫稱之為癔球，意思是無中生有想像出來的病。中醫認為這是無形的氣得瘀結阻滯在咽喉，與患者的體質心態和最近受到的不良精神情緒刺激有關。治療的方藥有半夏厚朴湯、開胸順氣丸。此外點按期門、膻中穴，或用開肋捋筋疏肝理氣的手法按摩，都能快速消除症狀。

臨床上還常見的是慢性咽炎，也算是職業病，容易好發於教師、演員、廣播主持人等，需要時常開口說話的人。這是一種慢性消耗性疾病。不是正邪交爭，而是內在陰血不足。咽喉為經脈循行之要衝。十二經脈中除手厥陰心包經和足太陽膀胱經而外，其餘經脈均或直接抵達咽喉，或於咽喉旁經過。中醫一般用養血滋陰潤燥的方藥，比如麥味地黃丸、養陰清肺湯、清燥救肺湯。以前我也寫過，針刺內腳踝正下方的骨縫照海穴，能有效緩解咽喉乾燥、疼痛。

喉嚨 Hou Long

15

喉嚨是人體的發聲器官，
喉像個小匣子裝著兩條發聲的
音弦——聲帶。
喉結的上、下移動，
直接影響聲帶鬆與緊的張力。
喉結往上抬，往上跑，
聲帶就會減小它的張力；
喉結往下降、往下沉，
就能拉緊聲帶，使它的張力增加。

咽主管吞咽食物，喉主呼吸、發聲。嚨與喉同意，指氣管的開頭，比如水龍頭。也有把喉嚨叫喉頭的，比如鄧麗君的死因就是過敏氣喘用藥不及時導致喉頭出現水腫，最終窒息而死。

喉嚨主要的構造是喉結，基督教稱之為亞當的蘋果，說是人類祖先在伊甸園偷吃禁果，結果一塊蘋果卡在喉頭成了喉結。這種說法影響深遠，給人造成只有男人有喉結而女人沒有的印象。

其實不然，男女都有喉結，喉結主要由十一塊軟骨構成，連接固定軟骨的是韌帶和肌肉，同時也保障喉結的上下移動。最大的一塊軟骨叫做甲狀軟骨，胎兒在兩個月時，喉軟骨開始發育，直到出生後五到六年，每年仍在增長，但七歲到青春期這一時期內喉軟骨生長基本停止。

所以，童男童女的甲狀軟骨都一樣，喉結也相同，童聲的男女區別不大。一到青春期，在雄激素的作用下，男生的喉結開始變大，在脖子中央出現明顯的突起，男童出現變聲，聲音由尖銳變得低沉。這種變聲對有些從小接受京劇、歌唱訓練的男生會是很痛苦的轉變，絕大多數人會喪失演唱能力，很多人因此前功盡棄而被迫重新擇業轉行。

為了繼續保持高亢響亮的男童聲，以前中

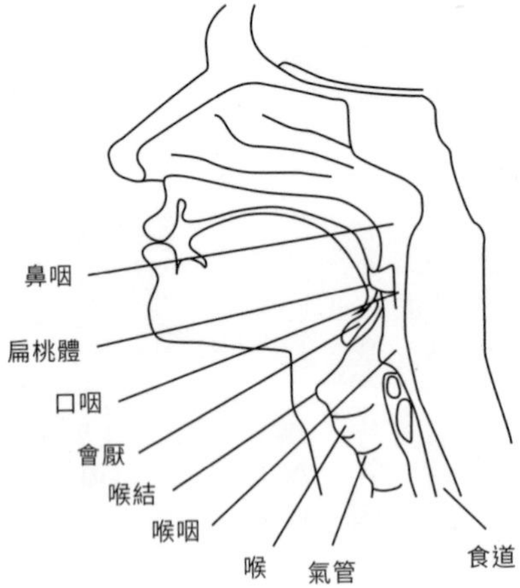

世紀歐洲出現過通過閹割男童，抑制雄激素分泌阻止喉結發育的殘忍做法。現在醫學調查發現，青春期有過劇烈大量運動訓練的男生，喉結會出現發育不良，但未必會影響性腺的發育。而青春期過度手淫消耗腎精（雄激素）過多的男生，會同時出現性腺和喉結的發育不良，鬍鬚陰毛稀疏、聲音也會變得尖細。還有一小部分人是因為先天或後天疾病，大量使用激素類或抗凝血類藥物導致雄激素分泌被抑制，喉結停止發育而保留了高亢的童聲。

與男生喉結不發育一樣痛苦的是女生長出較大的喉結，聲音也變得低沉粗獷，甚至有的女生還長出了濃密的鬍鬚。這種內在激素水平的紊亂有先天遺傳的因素，濫用藥物或合理使用藥物帶來的毒副作用。臨床上多見於多囊卵巢綜合征的患者，往往伴有月經紊亂甚至會有倒經（定期鼻衄，指出血）、月經週期過長、甚至閉經，還有卵泡發育不成熟和排卵異常。除了軀體的不適，患者還要忍受心理的痛苦，因男女的性徵不明顯伴隨社會角色的認同異常引起的諸多不便。

中醫對喉結的認識離不開經絡和臟腑，喉結是任脈和衝脈循行經過之處。任脈和衝脈都起於丹田，由先天腎精化生。衝任氣血不足會直接影響喉結發育，衝任氣血充盈，下面腎精封固不漏，男生就會長出喉結和鬍鬚。反之，就會出現鬍鬚稀少和喉結不長聲音不變的問題。男生的治療需要先補腎堵漏洞，再增益充實腎精。

女生也有衝任脈，但是目的是孕育胞胎。女孩子十四歲左右就有月經、乳房開始發育，首先有下面漏血、其次有衝脈滋養乳房，所以沒有多餘的氣血上衝到喉頭顏面，也就不會有喉結和鬍鬚的發育和成長。如果女生到年齡不來月經，氣血上逆倒流，出現男性性徵。所以中醫治療的方法就是趕緊在青春期壯陽益腎、補益肝血。調理月經，促進卵巢成熟發育。青春期女孩只要有了正常產卵、排卵，月經規律了，氣血歸順了，上面的喉結就不會再增大、長出的鬍鬚也會消失。

咽喉的入口是一圈環狀的淋巴保護系統，包括幾個扁桃體。再往後就是兩條聲帶，喉嚨是人體的發聲器官，喉像個小匣子裝著兩條發聲的音弦——聲帶。喉結的上、下移動，直接影響聲帶鬆與緊的張力。喉結往上抬，往上跑，聲帶就會減小它的張力；喉結往下降、往下沉，就能拉緊聲帶，使它的張力增加。

發音發聲這件事，除了用解剖和物理學來解釋以外，更多的是醫學無法解釋的心理因素。比如暴啞、突然失聲、變聲，比如哽咽、結巴等等。民國時候京劇風行，唱京劇的名家都有一套自己養護嗓子的方法和祕訣。比如眾人熟知的不吃辛辣，不嗜菸酒、睡前嚼梨片、平時喝膨大海等等。但就這也無法保證演員不會在演出當天突然失聲。

突發喑啞通常多與外感風寒或風熱，加上內有積食、急火攻心。一般每個京劇名角都有個信得過的中醫大夫，這時候救場如救火，醫生趕來診斷檢查後，一般予以疏風散寒清熱的中藥散劑或湯劑口服，通利咽喉，內容藥物一般是蟬蛻、薄荷、木蝴蝶、白僵蠶等。有時候有的人還需要進行針刺治療，一般選用手腕上的心經的通里穴或腳背上肝經的太沖穴，也有選用脖子上的風池、風府、天容、扶突、天突等穴位。這是真刀真槍、檢驗功夫的時候，中醫的喉科專家一般都能手到病除，保證名角當晚登臺演出亮嗓，給付醫家的診費也要價不菲，結局是皆大歡喜。

比起急性失聲而言，慢性的聲音嘶啞更令人痛苦。這是登臺講課的老師和歌唱演員和播音主持人的職業病。比較嚴重的就是聲帶出現問題，有的長出瘜肉、有的長出結節，有的長出腫瘤、甚至是惡性腫瘤也就是喉癌。現代醫學研究發現慢性的聲音嘶啞確實是菸酒嗓，過量而無節制的吸菸和飲酒對聲帶刺激影響很大。中醫看到的是吸菸喝酒背後的東西，其實是無節制的晝夜顛倒的作息規律和壓抑痛苦的心情。

畢竟言為心聲，內心的壓抑和糾結，捏著嗓子說話和言不由衷的表達是聲帶出現問題的最根本的原因。

頸項

Jing Xiang

16

正常人的頸椎
有個天然的勝利彎曲，
而且是向後彎的。
這是人類進化的自然結果，
至少說明人是經常仰面朝天，
仰望星空的。

「鵝鵝鵝，曲項向天歌。白毛浮綠水，紅掌撥清波。」駱賓王的這首詠鵝詩家喻戶曉，但就我知道的，有人把「曲項向天歌」背成「曲頸向天歌」。到底哪個對呢？其實，知道頸項的區別，答案一目了然：脖子前面是頸，後面是項。向後彎脖子是曲項，向前彎脖子是曲頸。向天歌是嘴向上、向後彎脖子，當然就是「曲項向天歌」了。

古人活得精緻，現代人活得比較粗糙，前後不分，陰陽不分，子午不分。比如說「午」指中午時分，子時指半夜，但現代人居然會把午用來指半夜，「午夜的收音機，輕輕傳來一首歌」，且午夜新聞、午夜劇場比比皆是。成語「望其項背」說的是身居人後，只能看到前面的人的後脖頸子和脊背。現代人頸項不分，臨床上把肩背、後項肌肉緊張疼痛僵硬叫做「頸肩綜合症」，這是明顯的用字不當。不過大家一起糙，約定俗成，見怪不怪，也就習以為常了。

為什麼要分頸項？兩者除了位置不同，組織結構、生理功能也不同。脖子上連頭顱，下接胸腔脊柱，中間靠七節頸椎支撐；頸椎中間是脊髓，外面被豐富的血管神經淋巴管和肌肉包裹。很多人喜歡啃雞脖子、鴨脖子，原因是脖子經常活動，是活肉，比僵死的肉更鮮嫩更美味。

相比而言，頸比項更重要。因為頸的正中是人的食管和氣管，鎖喉、割喉、斷喉說的都是頸部；正中兩側就是頸動脈，中醫把它叫做人迎和氣口，在診斷中要和手腕橈動脈相互比較參照，以判斷身體狀況。現代醫學急救，判斷是否有生命跡象，常規做法也是探測頸動脈是否有搏動。兒童打鬧時常有互相摟脖子過於用力或時間過長，導致對方昏迷的；也時有聽說熱戀中情侶擁吻摟抱過緊，導致對方休克窒息的，可見頸部的重要性。「交頸而眠」，指兩人面對面相擁，不僅敞開胸懷，而且把最致命的部位暴露給對方。「刎頸之交」，其實就是交心換命的生死之交。冷兵器時代（冷兵器爲用人力或簡單機械力作爲動力，殺傷對方、摧毀敵方守備設施的戰鬥工具）自殺的方式多是自刎，一般都是反向執刀劃向一側的頸動脈，身體因本能的疼痛手臂向外撒開，導致切向脖子的力量加大，刀刃切得更深，快速了結。

後項沒有頸部那麼多重要的組織器官，它主要由肌肉組成，負責固定骨骼，完成脖子的運動。後項的肌肉不全是直上直下的，也有斜著過來聯繫前頸後項的。比如胸鎖乳突肌，上聯耳後，下聯胸前鎖骨，是控制脖子扭轉的重要肌群，也是落枕的主要發病部位。

歷史上有個「強項令」故事：東漢初年，漢光武帝的妹妹湖陽公主的僕役殺人後藏匿在公主家。當時的洛陽市長董宣等到兇手陪同公主出行時，一舉把他拿下誅殺。公主向皇帝告狀，帝召宣進宮詢問，假意要殺他為公主出氣。董宣據理力爭，甚至不惜用頭撞門柱自殺。皇帝想讓董宣給公主叩頭陪個不是，派太監強行按他的頭，董宣兩手據地，始終不肯低頭。湖陽公主抱怨：「文叔為白衣時，臧亡匿死，吏不敢至門。今為天子，威不能行一令乎？」皇帝笑曰「天子不與白衣同」，給自己找了個臺階，封董宣「強項令」，賜錢三十萬。

正常人的頸椎有個天然的勝利彎曲，而且是向後彎的。這是人類進化的自然結果，至少說明人是經常仰面朝天，仰望星空的。自然界中，好像只有豬的脖子是直直的，而豬是從來不看天的。有了這個生理彎曲，人的頸椎像彈簧一樣有彈性可壓縮，才能更好地支撐頭顱，保持前後左右的旋轉活動。軟組織附著頸椎成長發育，肌肉在發力時保持緊繃，鬆懈時保持柔軟，骨正筋肉，氣血周流。

可悲的是現代人經過幾十年不懈的努力，改變千萬年來形成的進化結果。臨床上的頸椎病患者越來越多，其普遍特點是頸椎生理彎曲消失，伴有不同頸椎的關節紊亂或錯位變形；當然同時出現的還有後項肌肉的僵硬疼痛，以及對頭顱供血和四肢神經傳導的影響。他們是怎麼做到的？原因很多：外感風寒造成後項肌肉僵硬；長期低頭、伏案工作或滑手機；枕頭過於鬆軟；落枕或暴力外傷留下的後遺症。還有最重要的，就是心理、情緒、性格的影響。

肩膀

Jian Bang

17

東方人體型偏於溜肩，這一點看看古代的各種塑像、雕像就能發現。所以東方人穿西裝就不好看，需要用墊肩。

肩膀是軀幹和上肢的結合部，內在是肩胛骨、鎖骨和肱骨互相咬合形成的六個關節，關節被韌帶和肌腱連接、固定，外面包裹著肌肉血管和神經。豬也有肩膀，只不過被稱為前肘子，也叫蹄膀。飛禽的肩膀就是翅膀。豬肘子好吃的原因是此處經常活動是活肉，而且除了肉以外，皮、膚、筋和脂肪也分布搭配合理，其皮厚、筋多、膠質重、瘦肉多，肥而不膩，適合大嚼特嚼，大快朵頤。

確切地說，「肩」和「膀」是兩個概念，肩平膀圓。肩由軀幹上方的鎖骨和肩胛骨的上端搭建，上面覆蓋斜方肌，上連後項，下連脊柱和上背肩胛骨。膀偏指上肢肱骨和外側覆蓋的三角肌。西式健美鍛鍊通過手持啞鈴聳肩的動作練習斜方肌，中國傳統內家拳講究放鬆肩膀，沉肩墜肘，到達肩平而順的目的。

在非機械、純粹依賴自然力的時代，肩膀承擔著很多勞作和戰鬥的功能。首先就是負重，現代人四體不勤，五穀不分，見過扁擔的就不多，更不用說肩挑、肩負、手扛幹過活了。唯一能留下的影像記憶，恐怕就是《西遊記》裡沙僧「挑著擔」的形象了。我小時候住在山西省大同城區迎澤里，都是平房，十幾家人共用一個水龍頭，每家有個水缸，我是長男，往家裡挑水就是我的任務。個子不高的時候拎著一隻水桶左右搖擺著走，等個子長高了就用扁擔挑水。

我母親的家鄉陽高縣上深井村有口靠泉眼滲水的深井，我的二姥爺平時就靠給村裡人家挑水補貼家用。井上沒有轆轤，需要用扁擔鐵鉤勾著水桶放到井裡灌滿水，再拉上來。兩桶水我也能挑起來，但是走不遠，肩膀疼不說，走起來搖搖晃晃，能灑出去半桶水。二姥爺個子不高，但挑起水來走得穩、步子還大。扁擔一起一伏和腳步配合也有節奏。中間累了扁擔換肩直接完成都不用放下挑子。

肩膀上壓過擔子的人有特點，就是肩比較平厚。本來東方人體型偏於溜肩，這一點看看古代的各種塑像、雕像就能發現。所以東方人穿西服就不好看，需要用墊肩。而幹活的人，或練健美的人穿西裝就顯得挺拔。這得益於把包裹肩膀的斜方肌肌肉練壯實了。看過國外健美先生照片的人，就會發現，這些人往往是腦袋脖子一般粗，肩膀上隆起兩道肌肉，這就是斜方肌。

斜方肌厚實的人負重、承擔的能力就強，但是光有斜方肌的話也很難看，就是更顯得溜肩，如果把胳膊外側的三角肌練起來的話，肩膀就顯得平整豐厚，一看就有膀子力氣，膀大腰圓，說的就是三角肌隆起的樣子。很多練武的人裝腔作勢耍威風，走路都是晃著膀子。夏天北京悶熱，常有中老年男人脫光了上衣，光著膀子大大咧咧在公共場合乘涼出沒，被譏成為「膀爺」。（北方方言稱裸露爲光膀子）

肩關節是人體運動範圍最大而又最靈活的關節，它可做前屈、後伸、內收、外展、內旋、外旋以及環轉等運動。但肩關節的這個結構上的特點雖然保證了它的靈活性，但它的牢固穩定性都較其他關節為差，是全身大關節中結構最不穩固的關節。

肩關節中最大最重要的關節是盂肱關節，由上肢肱骨和軀幹肩胛骨的咬合而成。肱骨頭較大，呈球形，關節盂淺而小，僅包繞肱骨頭的三分之一，關節囊薄而鬆弛，因而活動度大。肩關節的上方有肩峰、喙突及連於其間的喙肩韌帶，肱骨頭很難向上滑脫。肩關節的前、後、上部都有肌肉、肌腱與關節囊纖維層癒合，增強了其牢固性。只有關節囊的前下部沒有肌肉、肌腱的增強，這是肩關節的一個薄弱區。因此當上肢外展時，在外力作用下或跌倒時，如上肢外展外旋後伸著地，肱骨頭可衝破關節囊前下方的薄弱區，移出到肩胛骨的前方，造成肩關節前脫位。這就是常見的脫臼，大人扯著小孩胳膊玩的時候極易出現類似情況，在比武擒拿格鬥的時候也有摘胳膊卸膀子的技巧，讓對方喪失戰鬥力。

肩關節脫位屬於傷筋動骨，會出現關節處疼痛劇烈，因為關節囊、韌帶、關節軟骨及肌肉等軟組織也有損傷，導致關節的正常活動喪失，關節部位出現畸形。關節周圍腫脹，可有血腫，若不及時復位，會出現血腫機化，關節黏連，最終關節不同程度喪失功能。

說到肩膀就不能不說肩周炎，此病好發年齡在五十歲左右人群，又被稱為「五十肩」，且女性發病率略高於男性。肩周炎早期肩關節呈陣發性疼痛，常因天氣變化及勞累而誘發，以後逐漸發展為持續性疼痛，並逐漸加重，晝輕夜重。在肩周炎的中後期，肩關節向各個方向的主動和被動活動均受限。肩部受到牽拉時，可引起劇烈疼痛。肩關節可有廣泛壓痛，並向頸部及肘部放射，還可出現不同程度的三角肌的萎縮。因肩周圍軟組織廣泛性黏連而使關節活動受限，以外展、外旋、內旋障礙最明顯，如不能梳頭、洗臉、穿脫衣服，患側手不能摸背等。

西醫稱肩周炎為「frozen shoulder」，意思是冷凝肩或冷凍肩，日本人稱為肩凝證。中醫有整體觀，從來不僅僅認為肩膀疼就只是肩膀的事情。粗略地可以說肩周炎是由風寒凝滯，氣血瘀阻造成的。具體來講五十歲的這個年齡，是女人閉經，男子性功能衰弱的階段。人到中年，以前透支精血，積攢的病邪在身體陽氣的不足的情況下統一爆發。臨床上我們觀察到，肩周炎患者不論男女，其小腹往往冰涼而堅硬，按揉點壓小腹時，即可誘發或加重其肩周疼痛，有的患者會感覺到肩膀發瘆冒涼氣，可見肩周炎的病根還是在生殖系統上。

本著「急則治標緩則治本」的原則，中醫治療肩周炎首先通過針刺艾灸和按摩的方法，鬆解肩周局部的組織黏連，暫時緩解疼痛。對肩膀劇痛不讓觸摸的患者，可以針刺肩膀對側小腿足陽明胃經的條口穴，達到快速止痛的目的。想根治肩周炎，還是要服用補腎壯陽，活血化瘀的藥物。小肚子變得溫暖柔軟了，肩膀才能不疼，變得靈活自如。

腋窩

Ye Wo

18

所有人都知道，
想讓人發笑就去撓胳肢窩。
其實這是有前提條件的，
健康的人或心氣足的人會這樣，
尤其是健康的孩子，
渾身都是癢癢肉，
稍微觸碰就咯咯咯笑個不停。

人體有五處大「窩」，分別是腋窩、肘窩、股窩（大腿根）、膕窩和心口窩。這些窩的特點是骨骼關節的連接處結合部。人歲數大了活動少了的話，這些部位氣血津液流通比較慢，容易形成阻滯進而窩藏邪氣，產生病患。人身上還有一些小窩，比如眼窩和酒窩兒什麼的不值一提。

腋窩俗稱「胳肢窩」，是身和體的結合部之一，連接胸腔和上肢。肩關節由鎖骨、肩胛骨、肋骨和上臂的肱骨合圍，與肌肉和筋腱共同搭建了這麼一個小窩，使得軟組織：血管、神經、淋巴管和皮毛受到庇護，得以窩據。

腋窩中最重要的是腋動脈，揚起手臂，暴露腋窩，按壓腋窩的正中央就能感到動脈的搏動。毫無疑問，腋動脈負責由軀幹向上肢輸送鮮活的血液，同時腋靜脈也回流代謝的廢物。如果腋動脈搏動無力衰弱的話，整個上肢的供血出現問題，就會出現手臂溫度下降，手指冰涼甚至皮膚變色，掌指功能障礙，手無縛雞之力，或者微小的活動受限。

八〇年代氣功很紅的時候，出現很多氣功騙子。有人聲稱自己可以用意念控制自己的血壓。其騙術的奧祕就在於在腋窩夾著一個皮球，夾緊胳膊的時候，皮球壓迫腋動脈，造成供血障礙，使得中肘窩檢測的血壓升高。放鬆胳膊的時候，皮球不再壓迫，血壓回歸正常。

從這個例子也可以看出，腋窩軟組織如果產生黏連、水腫或長出異物壓迫腋動脈，同樣會造成高血壓。遙想人類的祖先在叢林中閃展騰挪的時候，腋窩是開放舒張的，不可能出現這種問題。現代人四體不勤、雙臂下垂、緊張而拘謹。腋窩總是處於憋屈封閉的狀態，氣血流通不暢，出現高血壓、失眠、抑鬱和焦慮也在所難免。

中醫站在更高的層次上認識腋窩，中醫把腋動脈的搏動點稱為極泉穴。極泉穴是手少陰心經的第一個穴位，按壓並彈撥極泉穴，如果酥麻痠脹的感覺能夠傳導到手掌小指的末端，那就說明心經是通暢的。反之，如果點按極泉穴，產生劇痛的感覺，那就說明腋窩已經窩藏了邪氣，人的心情和心神被干擾，會推斷出人的情緒、情感和睡眠都出現了問題。

中醫認為，心主神明，心主喜樂。心氣足了，人會沒來由的高興，為人處世都很陽光正面。心氣虛了，就會喪失欲望、興趣和好奇心，做任何事都沒心氣、沒勁。如果邪氣乘虛而入，那人就會產生消極厭世、自卑、愧疚和自殺的情緒。

所有人都知道，想讓人發笑就去撓胳肢窩。其實這是有前提條件的，健康的人或心氣足的人會這樣，尤其是健康的孩子，渾身都是癢癢肉（指腋下、手心、腳底等怕癢的地方），稍微觸碰就咯咯咯笑個不停。嬰兒在六個月左右就會因撓胳肢窩而笑出聲來。嬰兒的笑反過來又感染大人，能增強親子之間的關係。心氣虛或邪氣擾心的人，被人撓胳肢窩，產生的是痛苦和厭惡。傳說中世紀歐洲的一種刑罰就是久久地給人撓胳肢窩，直到把人折磨死為止。

腋窩本來是對外開放的，因為腋窩有豐富的汗腺。中醫認為汗為心之液，汗血同源。出汗本身就是身體排毒的一種方式。腋下無汗的人，一半是精血枯竭，另一半是心氣不通暢。唐代詩人盧仝（「同」的異體字）在描述飲茶的感受時這樣說：「四碗發輕汗，平生不平事，盡向毛孔散。五碗肌骨清，六碗通仙靈。七碗吃不得也，唯覺兩腋習習清風生。」輕度發汗宣散由腠理（皮膚）毛孔出，深度通心的發汗，則由腋下滲出。我印象最深的是，某年世界盃足球比賽中西班牙隊的主教練，他身著藍色長袖襯衣，在指揮比賽過程中緊張激動，汗水從兩腋下滲出，把襯衣浸濕了一大片。

腋下的汗腺除了能分泌汗液以外還能分泌更為黏稠黏液，氣味騷臭，被稱為狐臭。狐臭的成因與人種遺傳有直接關係，其背後的原因則是長期形成的飲食習慣。一般來講肉食動物的體味偏騷臭，草食動物體味偏膻，而水生動物體味偏腥。西方北方遊牧民族以肉食乳酪為主，基本上都有狐臭，惺惺相惜不以為意，香水產業比較發達。漢族人草食為主，五穀為養，有狐臭的人不多，所以漢人也把狐臭成為胡臭。

腋窩分泌狐臭是肉食為主的動物排泄多餘廢物的一種管道和方式。與生俱來，不應該因人為的方式予以切除或封閉。所以我反對用任何手術注射冷凍的方式切除腋下汗腺，平時經常清洗，保持潔淨避免混合其他微生物出現感染，避免產生更為惡臭的異味即可。

其實即便是沒有狐臭的人，腋下汗液也多少有些體味，程度強弱也隨身體情況而改變。這本來是動物習性的一種殘留。強壯男性的體味，對異性有強烈的吸引作用。女性腋窩在其生理週期的不同階段，會散發不同氣味，並影響男性對她們的感覺。其中，排卵期氣味最「清香」，其「芬芳」最能吸引男性；但月經期間的氣味則太「濃烈」，會令男士敬而遠之。女性若嗅聞男性的腋臭味，能使其月經週期正常；女性若嗅聞女性的強烈腋臭味，她的月經週期也能與腋臭女性同步。

總而言之，藏著掖著，拘謹活著的現代人，應當揚起手臂，去攀援爬樹、吊個單槓、撐個雙槓，這樣能才開心。至少學學嬰兒的睡覺姿勢，睡覺時把手揚起來，舒張腋窩。這樣會做個好夢，第二天醒來心情會好一些。

肩胛骨

Jian Jia Gu

19

古人把文字元號
刻在龜甲和牛的肩胛骨上，
後稱「甲骨文」。
之所以用甲骨，
就在於它們質地堅硬，
平整，面積大。

甲骨文的發現和中醫有關。清光緒二十五年（西元一八九九年）秋，國子監祭酒王懿榮得了瘧疾，到宣武門外菜市口的西鶴年堂抓藥，無意中看到一味叫龍骨的藥品上刻畫著一些符號。王懿榮以每片二兩銀子的高價，把藥店刻有符號的龍骨全部買下，後來又通過古董商范維卿等人找到收購龍骨的源頭安陽，累計收集了一千五百多片。他仔細研究後認為，它們並非「龍」骨，而是幾千年前的龜甲和牛肩胛骨。他從刻畫痕跡逐漸辨識出雨、日、月、山、水等字，後又找出商代幾位帝王的名字。

人的兩片肩胛骨覆蓋在後背，俗稱「鏟鏟骨」，又稱琵琶骨。肩胛骨存在的意義，首先是保護胸腔內的臟器（心、肺）；其次，它與鎖骨、肱骨、肋骨組合成關節，為頭、頸、肩和上肢肌肉提供附著點。如果沒有肩胛骨，很難想像人的上肢和肩膀能完成各種發力的動作。正常人裸身站立，雙臂自然下垂時，從後面應該看不出肩胛骨。羸瘦的人，後背能顯示肩胛骨的內緣和下緣，內緣與脊柱平行，相距約三寸；下緣與第七胸椎棘突下持平。平時站姿、坐姿不當的人，容易造成骨骼畸形，肩胛骨會突出、上翹。

現代人時常追求病態美，很多女士追求肩胛骨上翹的骨感美，似乎這樣穿上晚禮服和露背裝才好看。事實上，肩胛骨上翹就失去了保護胸腔、後背的作用，這樣的人最容易受風寒侵襲，會經常感冒。另外由於肩胛骨的錯位，牽扯周圍肌肉，容易造成肩背疼痛。時間久了，耐受麻木，肌肉僵死，連帶肩膀、脖頸和頭顱出現疼痛，有的會影響到前胸和乳房，造成胸痛或乳房疼痛，形成乳腺增生或結節。

過度挺胸會造成肩胛骨上翹。胸骨前凸，勢必造成後背脊柱凹陷，兩側肩胛骨隨之上翹。挺胸抬頭顯得精神，已經是老生常談，尤其是女性，在「做女人挺好」的鼓噪下，有意無意都在過度挺胸；更為嚴重的就是穿上高跟鞋強迫自己蹶臀挺胸。時間久了，勢必造成骨骼畸形。挺胸是應急狀態下一般人的反應，「挺身而出」說的就是這種情況。和平年代，危機狀況並不多見，不需要老是挺著個胸。中國傳統內家拳強調的練功和站樁姿勢是含胸拔背（太極術語，指一種姿態，例如你往椅子上一坐，身體放鬆，雙手放在腿上，這時胸部是往裡凹的，這就是含胸，含者，內含也，是謂含胸，此時的背部是自然往外凸的，形成圓弧狀，這就是拔背）。想體會這個姿勢，可以雙臂在胸前抱圓，這時候胸前空虛，後背渾圓，兩片肩胛骨服服帖帖覆蓋在後背，無絲毫縫隙可鑽，虛邪賊風無由可入，附著在肩胛骨上的肌肉得到最大程度的放鬆，氣血流通無礙，筋脈肉皮骨自然得到滋養。

內家拳站樁講究頭正而起，肩平而順，胸藏而閉，背平而正。含的是胸，挺的是腰板。這樣站，人不僅舒服，而且有氣勢，出氣象。郭德綱（中國相聲演員）個子不高，但是腰板挺直不顯矮。有人個子很高，但不是駝背就是雞胸，顯出猥瑣樣。平時含胸拔背蓄養氣血，戰時挺胸出手才有力量。可惜現代人淺薄無知，總把平時當戰時，挺胸過度、過久造成肌肉緊張拘攣，牽拉骨骼變形。扭曲變形的人，精氣也是散亂的。

中醫認為整個肩胛骨被手太陽小腸經覆蓋，小腸又稱赤腸，是臟腑中最熱乎、最軟乎的，健康人都有一副熱心腸或柔腸。小腸經循行經過的地方，如小指外側、手臂外側、肩胛骨和後項、顴骨都是人陽氣最足的部位，應當是溫柔的。反過來講，如果小腸受寒冷凝，內在難於化解水穀，外應小指、外臂、肩胛肌肉疼痛、拘攣。

在肩胛骨上三分之一處，有一道隆起的骨稜，叫做肩胛岡，肌肉附著於此，形成上下兩個窩。肩胛骨有兩個常見的病理反應點，也就是腧穴，都屬於小腸經，一個在岡上窩中央，叫做秉風；另一個在岡下正中線上約三分之一處，叫做天宗。秉風的含義，就是將風邪一把抓；天宗是幾條肌肉的彙集點。點按、針刺、艾灸這兩個腧穴，能夠溫通小腸經氣血，解凍僵死的肌肉，緩解拘急痙攣，快速解除胸背肩頸的疼痛。另外天宗穴與前胸乳頭遙遙相對，針刺天宗穴，還能有效治療乳腺疾病。

手太陽小腸經圖

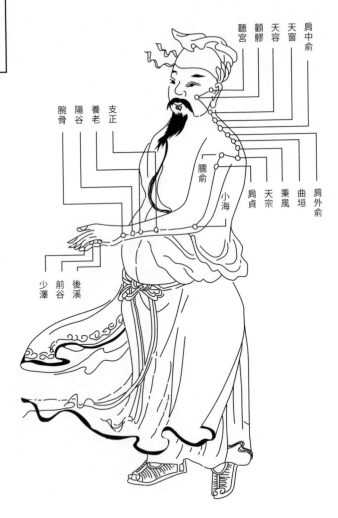

肱

Gong

20

如果把頭顱和軀幹比作首腦，那麼肱股就是執行指令，指揮、引導小臂小腿及手腳工作的骨幹。所以古人把輔佐君王的重臣良將比作肱股之臣。

肱音公。肱在甲骨文中是象形字，到了小篆，加了「月」字邊，右邊還是象形的胳膊和手。股骨是軀幹的分支，過膝關節，分成脛骨和腓骨，再通過踝關節連接腳掌，最終分成五趾。同樣，肱骨也由軀幹分出，過肘關節，分成尺骨和橈骨，再通過腕關節連接手掌，最終分成五指。如果把頭顱和軀幹比作首腦，那麼肱股就是執行指令，指揮、引導小臂小腿及手腳活動的骨幹。所以古人把輔佐君王的重臣良將比作肱股之臣，韓愈在〈送侯參謀赴河中幕〉中有詩句：「洸洸司徒公，天子股與肱。」如果說左膀右臂，那就單指肱骨了。

世人認識「肱」字，與孔聖人有關，見《論語・述而》：「子曰：飯疏食飲水，曲肱而枕之，樂亦在其中矣。」飯菜粗糙沒關係，沒有枕頭被子也沒關係，彎起胳膊枕在頭下照樣睡覺，自得其樂。古人用的枕頭偏硬，有石枕、木枕、竹枕、瓷枕等。枕頭硬，脖子會放鬆；枕頭軟了，頸項肌肉就會僵硬。現代人都學西方用鴨絨軟枕頭，因此頸椎病發病率高。我入住旅館，第一件事就是要個蕎麥皮枕頭，不然不好休息。沒有枕頭的時候，可以曲肱而臥，仰臥、側臥均可。道家把它發展為練功的方法，相傳陳摶老祖（知名道教人士，常被視為神仙，尊稱為陳摶老祖）練的就是睡功。

陳摶老祖的希夷睡功是側臥式，男左側而臥，屈其左臂，女則反之。以左手心墊於面部下方，張開虎口，左耳安於大拇指和食指開空之處，以使耳竅通炁（炁，原意通氣）；頭脊保持正直，舌頂上顎；屈其左腿，貼於床褥之上，右腿伸直，放於左腿之上；以右手心貼放於肚臍之上，而凝神於臍內丹田。人仰臥時可以不用枕頭，因為後腦勺和後背是平的。側臥時必須有枕頭，因為頭和肩膀之間有距離和空間。曲肱而臥，墊襯了頭顱的同時，也在按壓心經和心包經，有助於回神、定神、安神，是養生修道的簡便法門。

《左傳》說，「三折肱，知為良醫」。一般解釋是骨折過三次的人，會對治療過程和用藥比較瞭解，以至於碰到類似患者，自己也能上手招呼。其實正確的解釋是醫生本人胳膊斷過三次的話，肯定是個好醫生。無論中醫、西醫都需要跟師學習，口傳心授，傳承的一小半是經驗，大半是教訓。如此學來才不至於拿人做實驗，犧牲生命。同時醫生的身體力行也是必不可少的。神農氏嘗百草，就有遇到毒草掛了的，好在神農氏不是一個人在戰鬥，前赴後繼，才留下了珍貴的資料。明朝醫家黃承昊幼年多病，自稱「凡方書所載之症十患四五，本草所載之藥亦十嘗四五」。後來他總結自己畢生的醫案和經驗，寫成《折肱漫錄》，是我最愛的醫案書。

手臂內側有肱二頭肌，外側有肱三頭肌，手臂上舉彎曲時，胳膊內側隆起的小耗子就是肱二頭肌；手臂向外伸展、掌心下壓時，緊張繃緊的是肱三頭肌。此外，還有肱橈肌和肱肌。按中醫陰陽學說分類，手臂內側屬陰，外側屬陽，肱二頭肌是手三陰經循行的部位，肱三頭肌位於手臂外側，與手三陽經相關。手三陰指手太陰肺經、手厥陰心包經和手少陰心經。手三陽指手太陽小腸經、手少陽三焦經和手陽明大腸經。也就是說，肌肉的生長發育與內在的臟腑息息相關。肱二頭肌受影響比較深，關係到五臟的肺、心包和心；而肱三頭肌受影響淺，關係到六腑的大腸、小腸和三焦。

都說中醫的經絡、腧穴神祕，因為氣是能量，看不見摸不著。即便如此，氣不能脫離物質存在，或者說能量都有物質和結構基礎，經絡和腧穴大多與血管、肌肉、肌腱和神經相關，死人就沒有經絡和腧穴。「肘窩」有兩個重要的穴位，即肺經的尺澤和心包經曲澤穴位於肱二頭肌肌腱的兩側，其實就是刺激肱二頭肌的肌腱起止點。而肘後的三焦經的合穴天井穴，就在肱骨下端，尺骨的鷹嘴中，是肱三頭肌肌腱的起止點。大腸經的曲池穴在橈側腕長伸肌起始部、肱橈肌的橈側；而心經的少海穴正當肱肌的附著點。內在臟腑病變可以體現在肌肉上，鍛鍊肌肉會影響臟腑功能。

肘窩

Zhou Wo

21

肘窩這個地方
容易和腋窩、膕窩一樣
窩藏邪氣。
四體不勤的人上肢缺乏活動，
或機械地、固定地高強度做
某個動作，
特別容易造成
肘窩的氣血凝滯。

俗話說的「胳膊肘總往外拐」，指的是肘尖，也就是肘後部，尺骨鷹嘴的尖端。按摩師做按摩需要用強力的時候，經常會用肘尖來接觸身體，發力點按，這樣刺激力度大、滲透強，且持續時間長，按摩師也不累。擒拿格鬥不講花拳繡腿，只求一招制敵，所以也經常用肘尖發力擊打對方，這一點尤以泰拳最為兇狠。另外，肘尖也是中醫針灸時經常使用的經外奇穴，在這裡針刺放血或艾灸，能清熱解毒，化痰散結，治療淋巴結腫痛以及疔瘡、癰腫。肘尖皮膚薄，皮下組織淺，神經不豐富，痛感不強烈，即便淺刺也有效果，艾灸也不需要很長時間就能起效。

肘尖的對側或反面就是肘窩。胳膊分為兩截，上半截連接肩膀，只有一根骨頭就是肱骨；到下半截則有兩根骨頭：尺骨和橈骨。這兩根骨頭很多人分不清，想記住也簡單：兩手攤開掌心向前，裡尺外橈。中醫號脈時摸的就是橈動脈搏動處。所以還有一個記法：靠近大拇指一側的是橈骨，靠近小指一側的是尺骨。小指一側掌根和手腕的結合部也有動脈搏動，那就是尺動脈，因為比較深，搏動幅度小力道弱，摸起來費事，所以不常用在中醫診脈上。

肱骨和尺骨、橈骨共同搭起了肘關節的基地，支撐了肌腱、肌肉、血管、神經、皮膚，向內共同圍成了肘窩。一般人對肘窩的印象大多源於去西醫醫院看病的經歷。採血液做血液生化檢查以及輸液都要通過肘窩的肘正中靜脈來完成。患者捲起袖子，上臂被綁上膠皮管，攥緊拳頭，眼睜睜看著護士把粗大的針頭扎進肘窩，黑黑的血被抽到針管裡，針頭拔出以後，自己用棉簽按住出血點，留下長久的隱痛。輸液的步驟與此類似，扎入後見到黑血回流到針管，護士擰開輸液管上的閥門，吊瓶內的液體滴答滴答通過管道進入體內。需要長期輸液的人，肘窩還會被埋個留置針在裡面，需要輸液時隨時接入，不必反覆扎針。

我認識肘窩並不是透過西醫而是透過中醫。最早是小時候生病，發燒、腹痛、上吐、下瀉。我外婆就是一個普通農村老太太，她說我這是「發霍亂」。她用小碗盛了點兒食用油（好像是胡麻油），然後用個制錢（銅錢兒）蘸上油，在我的肘窩上從上往下反覆刮。說實話一點兒也不疼，反而有種舒暢快感，就刮了幾下，肘窩就出現了瘀黑青紫的顆粒和血印兒。外婆說這是「痧」，是病毒邪氣，刮出來就好了。事實上也是，兩個肘窩出痧以後，腹痛即刻緩解，人也微微出汗，躺下睡一覺就全好了。從此以後，碰上類似情況，家人都如法炮製，解決問題。偶有碰上高燒不退的時候，在肘窩刮痧的基礎上加上指尖放血，一般都能搞定。

上大學學中醫以後，知道了經絡腧穴，才知道手臂內側有三條屬於內臟的陰經循行：中間是手厥陰心包經，橈側（大拇指側）是手太陰肺經，尺側（小指側）是手少陰心經。這三條經絡氣最足的穴（合穴）都在肘窩，它們分別是肺經的尺澤、心包經的曲澤和心經的少海。

肘窩這個地方容易和腋窩、膕窩一樣窩藏邪氣。四體不勤的人上肢缺乏活動，或機械地、固定地高強度做某個動作，特別容易造成肘窩的氣血凝滯。起初是局部的病變疼痛，比如說網球肘、高爾夫球肘，進而影響內臟器官的功能。反過來，心肺心包的病變也能造成肘窩的氣血凝滯。所以，通過針刺、刮痧和艾灸或按摩的方法疏通肘窩氣血，就能診斷和治療內外的疾病。

自我透過肘窩診療的方法很簡單：首先是自己找壓痛點，然後以最舒服無痛苦的力度揉按。其次是找筋結點，按上去不疼，但這是隱患，需要按照經絡走向上下疏通。必要時需找醫生治療，直到筋結消失。長期抽菸的人一般會在尺澤穴有結節，中重度胃病和早期心臟病患者會在曲澤穴上有結節，失眠、抑鬱焦慮的患者則在少海穴上有結節。

找到這三個重要穴位的方法也不難：曲肘用力握拳，這時肘窩中間會繃起一條粗硬的筋腱。大拇指一側，肘橫紋上的點就是尺澤；小指一側，肘橫紋上的點就是曲澤；曲澤外側，肘橫紋的盡頭就是少海穴。

手厥陰心包經圖

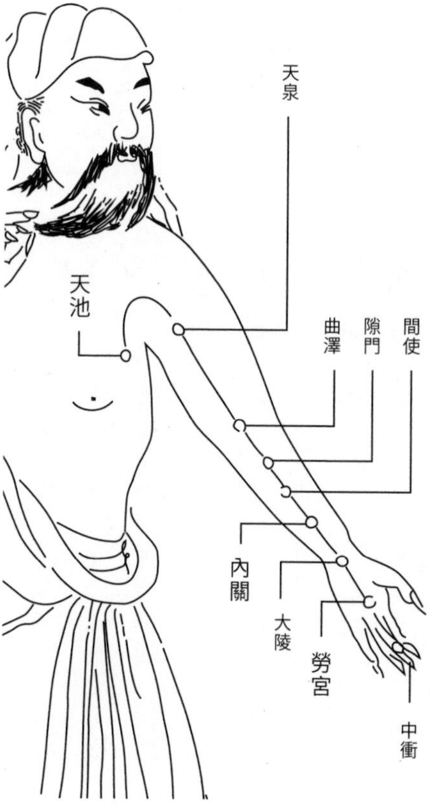

胸膛

Xiong Tang

22

在兒童發育期間
餵養得當、營養充足的話，
胸腔容積就大，
肋條寬，肋間隙窄。
否則孩子就會
顯得單薄、不厚實，
顯出一副病怏怏的
骨瘦如柴模樣。

精氣神是中醫的基本概念。精泛指有形的物質，是構成血肉之軀的基礎。最寶貴的是藏在骨子裡的精髓，包括被頭顱包裹的腦髓、被頸椎胸椎尾椎包裹的脊髓、被骨頭包裹的骨髓，還有牙髓（中醫認爲牙爲骨之餘）。其次就是被骨頭半包裹起來的五藏：肝、心包、脾、肺、腎。「五藏者，藏精氣而不瀉也。」所謂骨頭半包裹就是指胸膛。胸膛後面是十二節胸椎，胸椎各長出一對肋骨，其中十對與前面正中胸骨聯合固定（最後兩對肋骨較短，前端不固定，游離在腹腔）；腹內有橫膈膜（膈肌）上下分隔出胸腹，合圍成一個腔體。

人的頭顱的大小與腦容量成正比，腦髓量多藏精就多，先天底子好、本錢足。現代人偏聽偏信，在嬰兒囟門沒有閉合以前就給孩子大量補鈣，結果導致囟門提前閉合，腦髓容量偏低，製造出許多小頭錐子臉的孩子。胸腔也一樣，在兒童發育期間餵養得當、營養充足的話，胸腔容積就大，肋條寬，肋間隙窄。否則孩子就會顯得單薄、不厚實，顯出一副病怏怏的骨瘦如柴模樣。

常見的畸形胸腔有兩種：一是雞胸，二是漏斗胸。雞胸和漏斗胸都與先天的遺傳和變異有關，胸腔不正的同時肯定伴有五藏的病態畸形，即便做了胸腔骨骼的整形，內科疾病的治療也不容忽視。影響胸腔容積的另一個重要因素就是胸腔底部胸骨柄下兩條肋骨的夾角，簡稱胸廓。有的人很寬、很平，幾近一百八十度；有的人很窄，幾乎容不下一根手指。普通人胸廓夾角一般在三十度到六十度之間。中醫認為身心不二，性格、情緒的物質基礎都是肉身，胸廓寬的人多性情豁達開朗，善於交際，精力充沛；胸廓極窄的人細膩敏感多疑，容易受傷害，但是有藝術天賦。胸廓的寬窄主要來自先天遺傳，後天難以改變，最好是知天達命，順應身體選擇適合自己的職業和興趣愛好。當然，在少年兒童時，讓男孩子多做俯臥撐和雙槓的支撐動作，有利於擴展胸襟，提高胸腔的容量。

另外，人的胸骨柄下長著一截軟骨，現代醫學稱為劍突，中醫稱為蔽骨——蔽是遮蔽、隱蔽、保護之意。中醫認為它能保護心神，因為劍突下就是心的募穴「巨闕」，闕是門戶、門洞，蔽骨如同影壁，可以阻擋煞氣邪氣，保護心神不受干擾。不是人人都有蔽骨，心理素質差、敏感易受傷害的人往往沒長蔽骨。反過來說也成立，就是沒有長蔽骨的人往往容易受干擾、傷害。沒有蔽骨的人，我一般建議在胸前佩玉，護養心神。經過幾十年的臨床觀察，我發現很多本來沒有蔽骨的人，經過調養紛紛長出了蔽骨，哪怕已經人到中年；同時心理素質也變得強大。

胸膛的正中，兩乳頭中間，約第四、五肋間的地方有一個重要的穴位——膻中。它是心包的募穴。人活一口氣，膻中就是這口氣的彙聚之處。中西醫都認為，胸骨下是心臟搏出血液的主動脈弓，是人體發動機的出口。人有血有肉有情有義，這種情緒和情感發自內心，淺層次的發源於心包，高級的情感發源於心，來自靈魂深處。人生在世，不如意者十之八九，喜、怒、憂、思、悲、恐、驚七種情緒過於亢進或過於壓抑，最終往往蓄積在膻中。

人一旦負面能量積蓄過久，雖然沒有器質性的病理問題，但會出現許多難以忍受的症狀，比如胸悶、胸痛、心悸、驚恐、焦慮、自汗、盜汗、哮喘、瀕死感等。送到急診室檢查，心電圖顯示正常，患者卻感覺被糊弄誤診，有的還會情緒激動砸醫院。如果意識到這是非物質的能量積累，就能解決問題：想想大猩猩極端憤怒下的招牌動作，雙手捶打膻中穴，就能釋放蓄積的邪氣。「捶胸頓足」就是這麼來的，頓足的目的是鼓舞腎氣，配合大呼小叫就更利於舒暢心情。

遇到親人，人會本能地張開雙臂、敞開胸懷擁抱對方；遇到陌生人或討厭的人時，也本能地交叉雙臂封住胸口。前幾年有些人在世界各地發起所謂「自由擁抱運動」活動，讓陌生人互相擁抱，試圖建立友好世界。我以為這比讓人脫光了裸奔還不可靠，脫衣服裸露的是肉身，張開懷抱，不設防的是內心。見人且說三分話，不可全拋一片心，憑什麼讓我對你不設防？

乳房

Ru Fang

23

僅僅從物質層面
理解乳房疾病是遠遠不夠的，
關注精神和心理健康
才是預防和治療乳腺癌的
正確方向。

乳的本意並不是指奶汁或餵奶，專指人或鳥生子（哺乳類生子叫產）。從其字形就能體會字意：左上角代表玄鳥，左下是子，右邊流動曲線會意哺育。說到哺乳，現代人粗糙的理解就是餵奶。這只是「乳」之意，而「哺」的意思被完全忽略。哺指嘴對嘴餵食。嗷嗷待哺，就是小鳥在巢中張開小嘴等著老鳥來餵蟲子。周公吐哺，是說周公勤於政務，一頓飯的功夫，三次把吃到嘴裡的食物吐出來，好去接待客人。

早年間還能看到老人把食物放到嘴裡嚼嚼，吐出來抹到嬰孩的嘴裡，現代人要這麼做，會被斥為不衛生、不科學。哺乳動物少了「哺」，貌似進化了，其實是喪失了天賦本能，少兒健康堪憂，體質越來越差。別說這個，現在母乳餵養的也越來越少，喝奶粉的越來越多，加上奶粉品質堪憂，我們都不配叫「哺乳動物」了。

男女皆有乳房，男人和女人一樣會得乳腺增生、乳腺癌。由於濫用激素和抗生素，很多男孩子出現了陰莖不發育、乳房發育的情況。而植物都有雌雄同體、無性繁殖，動物則由卵生、胎生逐步進化。低等動物仍然存在雌雄同體或雌雄互相轉變的情況。乳房是哺乳動物的特徵，人類屬於高級靈長哺乳動物，身體難免存在進化的痕跡。就卵生而言，究竟是先有雞還是先有蛋？我認為是先有蛋，因為有恐龍蛋的時候，還沒有雞。就胎生而言，是男人進化成女人還是女人演變成男人，我還是同意亞當抽取肋骨變成夏娃的觀點。

乳房並不只是為了餵奶而存在，否則很難解釋男人為什麼也長乳房。乳房，特別是乳頭，首先是性器官，是性敏感點、興奮點，能帶來極樂的體驗。乳頭的正中是膻中穴，「膻中者，喜樂出焉」，性情萌動的時候，前期會有臉紅心跳、小鹿亂撞的感覺；中期則出現乳頭微癢撓心，乳房鼓脹，乳頭變硬勃起的狀態。前戲的時候撫觸揉按吸吮乳房、乳頭，能有效刺激動情，促進性腺分泌、陰莖勃起，保證性愛品質。「寧斷嬌兒乳，不斷郎殷勤」說的就是人性對乳房性愛和哺乳這兩個功能的取捨。

反過來講，乳房也是惡劣情緒和情感的集結中心。長期或強烈的情緒、感情的傷害都會在乳房留下能量和物質的淤積，最終導致腫瘤和癌變。中醫理論認為人有五藏六腑，其中負責情緒變化的心胞，喜怒憂思悲恐驚七種情緒過度激烈的變化會傷心，進而影響全身氣血的運行。所謂「怒則氣上，喜則氣緩，悲則氣消，恐則氣下，驚則氣亂，憂則氣沉，思則氣結」。心包經的募穴，也就是發源地總開關，就是膻中穴；心包經經過乳頭，在乳頭上方一寸（在尋找穴位時，中醫有「同身尺寸」之說，因此確定穴位時必須用自己的手指。一寸即拇指，第一關節的寬度）浮出體表，就是天池穴，是乳腺癌的高發部位。中醫學認為乳腺癌是情欲不遂、憂愁暗恨鬱結所致。

乳頭正上方的穴位叫「膺窗」，知道成語「義憤填膺」，就不難理解這裡為什麼是乳腺增生的好發部位。很多女性在月經前，乳腺上方開始鼓脹疼痛，脾氣變得暴躁易怒，有的還會莫名哭泣；直到月經來了，排出血塊，疼痛才會消失，情緒才會好轉。這些人平素性情溫和隱忍，甚至是委曲求全、忍氣吞聲，非得借助經前肝膽氣血旺盛時才能發作一下。

乳腺下方是肝經的最後一個穴——期門穴。肝經的氣本來上衝到此潛行入裡，不影響乳房。但是平素脾氣暴躁、肝火旺的人，肝氣會在此橫逆或上衝，容易出現脅肋脹痛，乳房下緣憋脹，嘴苦嗓子發乾的症狀。有的人會自覺叉腰，或在乳房下脅肋部頂個東西才覺得舒服。乳房的內側緣胸骨和肋的間隙有神封、靈虛和神藏三個重要穴位，和人的精神靈魂直接相關。情緒的變化和傷害，最終影響人的情感和精神，這也是中醫認為由傷害心包到傷害心神的過程。乳腺癌病灶轉移由乳腺外上象限到腋下淋巴結，中醫認為是由心包經的天池穴轉移到了心經的極泉穴。

從組織解剖學來看，乳房裡不過是脂肪、淋巴管和血管等物質；從中醫的角度看，物質背後有能量的推動（氣），氣的背後有精神指引方向。僅僅從物質層面理解乳房疾病是遠遠不夠的，關注心理健康才是預防和治療乳腺癌的正確方向。

心口窩

Xin Kou Wo

24

《水滸傳》中
西門慶一腳踢中武大郎的心口窩，
他立刻「口裡吐血，
面皮蠟查也似黃了」
——竊以爲就憑這一記窩心腳，
不用日後潘金蓮下毒，
武大郎也活不了幾天。

前胸正中是胸骨，胸骨柄的末端長有軟骨，西方人叫劍突，中國人稱為蔽骨。蔽骨和肋骨合圍而成的這個地方，就是心口窩。劍突下面是肝臟的左葉。肝臟位於右脅，被肋骨保護著，但甩了個尾巴在心口窩。針刺時如果刺到肝臟，除了會產生劇痛，還能讓人產生瀕死的恐懼感，導致寒戰、出冷汗。從古到今，這裡都是禁針的地方。除非經過特殊訓練，且讓患者擺出特殊的體位，否則不可進針。心口窩的左側是脾臟，上面是心肺，下面是橫結腸和胃，不能不說這是個要害部位。

《水滸傳》中，武大郎把西門慶和潘金蓮堵在屋裡，「武大卻待要揪他，被西門慶早飛起右腳，武大矮短，正踢中心窩裡，撲地望後便倒了」。西門慶這一腳踢到要害處，極有可能造成武大郎肝脾破裂，至少也是腸胃出血。結果「他口裡吐血，面皮蠟查也似黃了」——竊以為就憑這一記窩心腳，不用日後潘金蓮下毒，武大郎也活不了幾天。「黑虎掏心」打擊的也是這個部位。一則力道沉重，直接傷及內臟；另外，打斷蔽骨或軟肋，折斷的骨頭根部會向內刺破五臟。蔽骨不是人人都有的。蔽是保護、遮蔽、隱蔽之意，古人認為蔽骨保護的是心。冷兵器時代將士們身著盔甲，在這個地方戴一個銅鏡，叫做護心鏡。

古人之所以把這個地方叫做心口，是因為他們超越物質層面去認識人體，發現這裡是心氣出入的地方。心口窩藏著一個大穴——巨闕，它是心的募穴，屬於任脈，在劍突下一寸處，是心氣彙聚的地方。以前講過膻中穴是心包的募穴，影響心臟的功能和初級情緒變化；巨闕更高級，影響感情和心神。簡單來講，內在心理情感活動、病理的變化最早可以通過這裡體現。同樣刺激這個部位可以影響心神的功能，當然打擊這個部位也可以直接傷及內心。

成語「東施效顰」故事，東施學西施「捧心而顰其里」。捧心就是用手捂著心口窩，顰是緊皺眉頭的樣子。美女西施擺出這個姿勢，做出這個表情，即便是病態美也惹人憐愛；醜八怪東施也學，就讓人噁心了。莊子把捧心診斷為「病心」。一般人則會把心口窩的疼痛和不適歸結為胃病。

一般來講，有早期和輕度胃病的人不會出現心口窩的症狀，中晚期或嚴重胃病患者會出現心口窩疼痛，同時伴有明顯的煩躁情緒和睡眠障礙。中醫理論認為，「胃不和則臥不安」，「胃不和則煩而悸」。這樣的胃病，中醫已經是按心病來對待了。臨床上常見的食道裂孔疝、胃潰瘍、慢性萎縮性胃炎，等等，久病入絡，就是心病。同樣，心臟病特別是心梗的患者，有的會表現為心口窩疼。患者自己認為只是胃病，或者被醫生誤診為胃病，沒有得到及時的治療，常有猝死的案例。所以心口窩出現的不適，還是要認真對待，畢竟心是君主之官。

古來懷才不遇的文人、落魄的政客經常借酒澆愁，試圖消去心中塊壘。蒲松齡有詩云：「一身剩有鬚眉在，小飲能令塊壘消。」老百姓也會有類似問題，只不過情懷沒那麼大，症狀也沒那麼嚴重。人們常說的「添堵」、「膈應」、「硌硬」，與塊壘大同小異。上述症狀的產生，就是情緒、感情因素造成的肉身痛苦，發生的部位就在心口窩。

愁是一種不良的情感，明知不可為而為之。改變不了外界，只能自己糾結。塊壘就是堵在心口窩那種沉重、鬱悶、壓抑的感覺，是身心同病。無論是塊壘還是硌硬，都是病，得治。前文講過，人體的五個窩——腋窩、肘窩、心口窩、膕窩、大腿窩，都容易窩藏邪氣，積攢痰濁瘀血。心口窩尤其如此。要預防出現心結、塊壘的方法很簡單，就是「生氣的時候不吃飯，吃飯的時候不生氣」。其實不光是生氣，鬱悶、難過、沮喪的時候都不要吃東西，吃下去一般都堵在心口窩。

中醫把心結稱為「伏梁」、「小結胸病」、「心下痞」。痞同否，上熱下寒、陰陽隔絕不通之意。中醫治療心下痞，根據鬱結的程度輕重寒熱屬性不同，可以用伏梁丸、小陷胸湯、瀉心湯一類的中藥方劑治療，也可以用針刺艾灸點穴的方法。最直接的方法就是催吐，一吐為快，塊壘俱消。

心竅

Xin Qiqo

25

心竅俗稱心眼兒。
中國人善於用有形的軀體
代指無形的心理，
比如用七竅的通達「聰明」
代指大腦、心靈的運作良好。
心竅的具體含義，
指實體心臟的內部腔道，
即左心房、右心房、
左心室、右心室。

心竅俗稱心眼兒。中國人善於用有形的軀體代指無形的心理，比如用七竅的通達「聰明」代指大腦、心靈的運作良好。比如說心腸熱，代指為人處事熱情，用心腸軟代指人的性格柔和。說人心眼兒多、小心眼兒、痰迷心竅、鬼迷心竅、豬油蒙心、一竅不通等等，都是描述心靈、心理問題。按道家身心不二的理論，其實就是身心兩方面都出了問題。

小時候吃雞有兩個噱頭，一個是敲開雞頭看雞的腦子，據說雞的腦仁像被捆綁的秦檜兒（炸油條）。現在想來，中國老百姓的忠君愛國、恨漢奸的思想真是深入骨髓，聽說杭州的炸油條都叫油炸檜兒，也是此意。吃雞的另一個噱頭就是在給我吃雞心的時候，外婆或者是媽媽都不厭其煩地找出一根縫衣服針，在雞心上戳幾個眼兒以後再讓我吃，說吃了會多張幾個心眼兒。現在想來，這大概是古代巫覡、祝由、厭勝法術的延續吧。

說人聰明心眼多，這事兒最起碼可以追溯到商朝末年的比干。比干是商朝君主太丁之子，幼年聰慧，勤奮好學，二十歲就以太師高位輔佐帝乙，帝乙死後，又受命托孤輔佐帝辛。從政四十多年，主張減輕賦稅徭役，鼓勵發展農牧業生產，提倡冶煉鑄造，富國強兵。本來是比干選擇並扶持帝辛（紂王）登基執政。後來紂王長大了與老叔叔漸生齟齬，暴虐荒淫，橫徵暴斂，濫用重刑。比干自歎：「主過不諫非忠也，畏死不言非勇也，過則諫。不用則死，忠之至也。」遂至摘星樓強諫三日不去。紂問何以自恃，比干曰：「恃善行仁義所以自恃。」紂怒曰：「吾聞聖人心有七竅，信有諸乎？」遂殺比干剖視其心。紂王這廝生性殘暴，以前就幹過敲骨驗髓、剖腹驗孕的事兒。活剝比干，炮烙大臣，酒池肉林都是他做的，正是自作孽不可活的典範。

後來報應不爽，周武王伐紂，紂王在摘星樓自焚而死。天下大定，周王四處尋找比干後人。得知比干夫人媯氏在比干被處死時甫孕三月，她逃出朝歌，於長林（今河南省衛輝市獅豹頭鄉龍臥村林堅出生地）石室之中而生男，名泉。周王以其遺孤生於長林，於是因林而命氏，賜林姓，改名為堅，並把他封在博陵（今河北安平縣），比干則為林氏之太始祖。

後來比干的後代繁衍昌盛，人才輩出，尤其是永嘉南渡以後，林姓子孫遍布福建、臺灣、東南亞甚至世界各地。還出了一個虛構的絕頂聰明的人物林黛玉，《紅樓夢》第三回說她：兩彎似蹙非蹙罥煙眉，一雙似泣非泣含露目。態生兩靨之愁，嬌襲一身之病。淚光點點，嬌喘微微。閒靜時如姣花照水，行動處似弱柳扶風。心較比干多一竅，病如西子勝三分。

這就涉及到心竅的具體含義，指實體心臟的內部腔道。都說中醫不講實體解剖，其實從紂王的舉動來看，中國古人對人體結構很瞭解，《黃帝內經》的〈經水〉篇中說：「夫八尺之士，皮肉在此，外可度量切循而得之，其死，可解剖而視之。」對心臟的認識是充分的。只不過中醫更重視形而上的神氣，所以實體結構解剖就漸漸沒落了。

人的心臟有四個腔室，上面是左右心房，下面是左右心室。血液迴圈的路徑上中學的時候應該都學過，左心室（此時為動脈血）→主動脈→各級動脈→毛細血管（物質交換）（物質交換後變成靜脈血）→各級靜脈→上、下腔靜脈→右心房→右心室→肺動脈→肺部毛細血管（物質交換）（物質交換後變成動脈血）→肺靜脈→左心房→最後回到左心室。之後又開始新一輪循環。

正常人的心臟應該有六個竅道，兩個是內部溝通，四個是對外交流輸出或回流。其中有四個瓣膜，像單向門閥一樣阻止血液回流。左心室出口有主動脈瓣。右心房接受上、下腔靜脈口和心壁靜脈血回流。右心房通過右房室口送血到右心室，此口由三尖瓣覆蓋。右心室出口到肺動脈，由肺動脈瓣覆蓋。左心房連接肺靜脈接受新鮮血液，然後通過二尖瓣送到左心室，循環往復。

那麼比干心有七竅明顯是心臟生理出現了問題，而林黛玉心有八竅那更是有先天性心臟病的嫌疑。其實就是房間隔或室間隔缺損，也就是心臟內部房室間隔出現了漏洞，導致動靜脈血液混淆。進而出現心肺功能異常，咳喘、早搏、心衰等等症狀。

很多人以為林黛玉患的是肺結核，其實開放性肺結核有極強的傳染性，看看林黛玉周圍的人安然無恙就能排除這個可能。林黛玉的病是遺傳而來，《紅樓夢》第二十八回，「林妹妹是內症，先天生的弱」。林黛玉說：「我自來是如此，從會吃飲食時便吃藥，到今日未斷，請了多少名醫修方配藥，皆不見效。」〈第八十二回，病瀟湘癡魂驚惡夢〉，「只見滿盒子痰，痰中好些血星」；〈第九十七回，林黛玉焚稿斷癡情〉，「半日又咳嗽了一陣，丫頭遞了痰盒，吐出都是痰中帶血的」。房缺和室缺因為心腔左右相通，血液自左向右分流，自肺動脈入肺，引起「肺動脈高壓」，其所引起的咯血一般量很小，表現為痰中帶血。而肺結核的咯血量一般要大一點，咯出來的完全是血。其咯血症狀也支持先天性心臟病。

再看看林黛玉的母親賈敏也是早早過世，估計她也有先天性心臟病。再往上追溯那就是林姓始祖比干了，那個比常人多一竅的聰明人。

髃骬

He Yu

26

就拿蔽骨舉例，
中醫稱之爲髃骬（音河魚或接魚），
西醫稱之爲劍突。
中醫認爲髃骬的有無大小長短
對人的情緒、心理、性格
都會產生影響。

訪問日本的時候，有幸結識了一位耄耋之年西醫婦產科老醫師石原先生，他非常喜歡中華傳統文化，我們透過翻譯，時而夾雜幾句英語，相談甚歡。他得知我是中國來的中醫師，事後讓他的兒子送我一套木函四本裝的線裝書《解體新書》，打開一看才知道這是一套用中文古漢語寫的《解剖學》專著，圖文並茂。原書出版於兩百多年前，是日本人向荷蘭人學習解剖後回國撰寫的。一九七三年為了紀念此書出版兩百年，日本醫學界又組織再版重印了三千套。

翻看此書，感慨萬千。似乎都知道

日本有明治維新，似乎一夜之間發達變強。但很少人知道，日本早在明治維新前一個世紀，就開始了脫亞入歐，他們最早的老師是荷蘭人，日本派出大量的留學生去荷蘭學習，學成後回國傳播，西方的科學技術和政治經濟文化被稱為蘭學。蘭學在日本已經成為與漢學並列的學問，並在最終超越了漢學。

看到《解體新書》裡面把胸骨柄下的劍突標識為蔽骨，將醫學的「醫」寫成繁體的醫，感到尤為親切。遺憾的是，大清的閉關鎖國政策卻使東西方文明的交融發生在了日本，等到甲午戰敗以後，我們不得不派出留學生去日本學習二手的西醫和科技文化，魯迅、郭沫若去日本學醫都是如此。除此之外目前漢語中大量的詞彙是從日語生硬地過來，比如政治、經濟、哲學、派出所、員警等等。

更為遺憾的是，中醫學在中國經歷幾千年失傳不少，日本人學去的偏於膚淺皮毛。中間雖然在日本出現過幾代中西醫結合匯通的醫家，但勢單力薄，最終日本取締了中醫，全盤西化。近代雖然應民間需要恢復了漢方成藥和針灸臨床使用，但終了不成氣候。中國曾亦步亦趨學習日本，於二〇世紀末民國政府立法取締中醫，但終因西醫並未普及、民間需求強大、中醫界抗爭等因素未能實施。

究其深層的原因，在於日本人沒有學到中醫的精髓，未能領會形精氣神的奧義，結果就是拋棄無形拘於死板，從研究活體結構，變成屍體解剖。

就拿蔽骨舉例，中醫稱之為髑骬（音河魚或接魚），西醫稱之為劍突。其實叫什麼無所謂，對它的認識才是更重要的事情。西醫僅僅從解剖上發現命名了它，具體對它的功能作用語焉不詳。而中醫對它的認識就高明很多。

髑骬為骨骼名，出《黃帝內經靈樞・骨度》，指胸骨劍突。《釋骨》：「蔽心者曰髑骬、曰鳩尾、曰心蔽骨、曰臆前蔽骨。」除了指有形的骨骼，髑骬還指能量（氣）聚集的地方，是經穴的別名即鳩尾，出《針灸甲乙經》。更重要的是中醫認為髑骬的有無大小長短對人的情緒、心理、性格都會產生影響。

首先，有的人有蔽骨，而有的人就沒有。這就涉及到了蔽骨的功能作用，自然或上帝為什麼讓人長蔽骨。中醫認為蔽骨是用來遮蔽隱蔽保護心氣心神的，中醫把心口窩看作是心氣心神彙聚的地方。那麼有蔽骨的人就如同有了護心鏡，心理素質就好，臉皮就厚，不容易被外界瑣事悲情干擾。相反，沒有蔽骨的人就比較脆弱、敏感，容易受外界干擾，要麼頻頻受傷害，要麼就離群索居、孤芳自賞。所謂「𩩲骬無者心高」。

臨床上碰到這樣的人往往是焦慮、抑鬱、躁狂或失眠神志病患者，我多建議他們佩玉在胸前自保。後來發現，經過中醫治療以後，特別是通過針刺艾灸打通任脈以後，很多成年人會長出蔽骨，原來多疑敏感易激惹的性格也隨之改變。這倒也省了買玉的錢。同樣是有蔽骨的人，性格也有不同。《黃帝內經》講：「𩩲骬長隘者心堅，𩩲骬弱薄者心脆。」用現代語言說就是心如鐵石和玻璃心的區別。

「𩩲骬下直者心正，𩩲骬偏傾者心偏傾。」通過對蔽骨的探查，能發現患者的性格是否偏執，同樣，通過對蔽骨調整，也能糾正患者人格性格的缺陷。

有蔽骨的人，蔽骨下方就是鳩尾穴。沒有蔽骨的人，外來邪氣聚於心口窩，中醫把胸骨柄末端稱之為鳩尾穴。《黃帝內經素問・氣府論》王冰注：「鳩尾心前穴名也，其正當心蔽骨之端，言其骨垂下如鳩鳥尾形，故以為名也。鳩即鳩鳥，尾即尾巴，胸骨劍突形如鳩鳥之尾，此穴在其下，故名鳩尾。

鳩為布穀鳥之別名，性喜聚居，故稱多人施工為鳩工。古者仲春獻鳩以養國老，仲秋授年老者以鳩杖，云鳩性不噎。穴在胸骨劍突下。肋骨分歧，如張兩翼，劍突中垂，有如禽尾，不曰他鳥之尾，而必喻以鳩鳥之尾者，以鳩鳥之尾常垂善蔽也。中醫稱劍突為蔽骨，以其掩蔽膈肌也。

如果說中醫學不重視形體解剖那就是大錯特錯了，真正的中醫是基於形體，追求形而上的真理，活人和屍體畢竟不同。

膈 Ge

27

生命的兩大動力，
一個是心臟的自主搏動，
再就是橫膈主導的肺的呼吸。
兩者的區別在於，
心跳完全不受人的意識控制，
而呼吸則可以受到人爲調節。
所以自古以來，
透過調節橫膈運動影響呼吸，
即所謂的調息，
是進而調心，調神的必要手段。

天造地化，人的身軀內被橫膈分成兩部分，形成胸腔和腹腔。之所以說橫膈而不說膈，是因為胸腔內還有個縱膈，把胸腔分成左右兩部分。

很多人認為呼吸吐納是肺在工作，其實不然。肺很柔軟，承擔不起如此有力的工作，真正控制呼吸的是橫膈，肺只是被動地隨著膈肌的升降，隨著胸腔空間的變化而伸縮。換言之，橫膈、縱膈與胸腔肋骨合圍包裹心肺。古人比喻為槖籥（音：駝越），說槖籥有點兒拗口，其實就是風箱（古代鼓風吹火用的器具）。

一九三〇年前出生的人可能會對風箱有印象，我做為家中男孩，幫著大人做家務，其中主要的一項就是做飯的時候拉風箱。蒸一鍋饅頭需要呼哧呼哧拉二十分鐘到三十分鐘。風箱的結構是前後各有一個進氣口，側面一個出氣口。風箱中間是木頭隔四周裹著雞毛板，可以來回拉動。向前拉的時候，後面進氣口進氣，前面的進氣口關閉，這樣空氣就由風箱進入側面的出氣口。向後推的時候，前面口進氣，後面的風口關閉，空氣同樣進入側面出氣口。直到七〇年代末有了電鼓風機，木頭風箱被淘汰了，我才從中解脫出來。

中醫講肺主氣司呼吸，其實是橫膈主氣，司呼吸。橫膈為主要的呼吸肌，收縮時，膈穹窿下降，胸腔容積擴大，以助吸氣；鬆弛時膈穹窿上升恢復原位，胸腔容積減少，以助呼氣。生命的兩大動力，一個是心臟的自主搏動，再就是橫膈主導的肺的呼吸。兩者的區別在於，心跳完全不受人的意識控制，而呼吸則可以受到人為調節。所以自古以來，通過調節橫膈運動影響呼吸，即所謂的調息，是進而調心調神的必要手段。

橫膈主要由肌肉構成，中心和邊緣是肌腱。所以橫膈被稱為膈肌。膈肌是向上膨隆呈穹窿形的扁薄闊肌，成為胸腔的底和腹腔的頂。膈肌可分為三部：胸骨部起自劍突後面；肋部起自下六對肋骨和軟肋骨；腰部以左右兩個膈腳起自第二至三節腰椎。各部肌束均止於中央的中心腱。

普通人對膈沒有什麼概念，但是對打嗝都有體會。吃飯吃飽了，空氣從胃經食道從口腔噴出，這叫打飽嗝。還有現在流行喝碳酸飲料和啤酒，二氧化碳溶解在液體飲料中，被人喝到胃裡受熱汽化，變成氣體湧出，也算是打嗝。不過這種打嗝和打飽嗝不同，飽嗝是胃自主蠕動，迫使胃內氣體湧出。而喝碳酸飲料打的嗝是液體本身產生，不僅與胃蠕動無關，而且汽化本身會帶走消耗胃內熱量，長期喝碳酸飲料的人胃的溫度也會降低，蠕動也會減緩甚至變得呆滯癱瘓。

這兩種打嗝主要與胃有關，與橫膈關係不大。臨床上常見的呃逆或頑固性呃逆則和橫膈脫不了關係。這種呃逆也被稱為噯氣，患者喉間頻頻作聲，聲音急而短促。

呃逆和噯氣就不光是胃的問題，是由橫膈膜痙攣收縮引起的。呃逆頻繁或持續二十四小時以上，稱為難治性呃逆，多與鬱怒、心情壓抑和重度胃病比如萎縮性胃炎有關。

中醫治療頑固性呃逆首選的是針刺或按壓點穴的方法。選取的穴位首先與橫膈有關，其次就是與心包和心神有關。中醫認為控制膈肌運動的關鍵點在平後背第七胸椎棘突下這條線上，這是胸腔腹腔的分界線，相當於膈肌在後背體表的投影區。在這條線上左右各有兩個穴位，分別是膈腧穴和膈關穴，針刺按壓這兩個穴位，能夠快速有效緩解膈肌痙攣，從而治療呃逆和噯氣。

一般人都知道，暈車噁心呃逆打嗝的時候，自己按壓手腕上的內關穴可以緩解痛苦。內關是手厥陰心包經的絡穴。心包的募穴在胸口正中的膻中穴，其實是縱膈的中心，屆時按揉拍打膻中，效果會更好。此外膈肌的中心腱在體表投影於劍突處，這是巨闕穴所在地，巨闕是心的募穴，針刺點按能夠解除心結舒暢鬱怒，從而緩解呃逆。

臨床上常見的與橫膈有關的病是食道裂孔疝（橫隔裂孔疝氣）。每個人的橫膈上有三個裂孔，第一個在第十二胸椎前方，左右兩個膈腳與脊柱之間的主動脈裂孔，降主動脈和胸導管在此通過。第二個在主動脈裂孔的左前上方，約與第十胸椎水平，有食道裂孔，食道和迷走神經前後幹在此通過。第三個在食道裂孔的右前上方的中心腱內有腔靜脈孔，約與第八胸椎水平，內通過下腔靜脈，右膈神經。

食道裂孔疝是指腹腔內臟器（主要是胃）通過膈食道裂孔進入胸腔所致的疾病簡稱膈疝。表現胸骨後或劍突下燒灼感、胃內容物上反感、上腹飽脹、噯氣、疼痛等。疼痛性質多為燒灼感或針刺樣疼，可放射至背部、肩部、頸部等處。平臥、進食甜食、酸性食物，均可能誘發並可加重症狀。當疝囊較大壓迫心肺、縱膈時，可以產生氣急、心悸、咳嗽、發紺等症狀。壓迫食道時可感覺在胸骨後有食物停滯或吞咽困難。

治療食道裂孔疝的根本是降低胃內壓力，使胃內容物正常快速排送到十二指腸和小腸，這樣上頂、上衝的壓力就會減少，橫膈就不會被擠壓出現膨出。中醫治療先用針刺點穴水分、滑肉門穴和天樞穴開放通道，再去點按心口窩的堅硬膨出的地方，達到標本兼治的目的。

嗝兒

Ge Er

28

古人常說飯要吃七八分飽

道理就在於此，

所以吃飯時

保持自我覺察很重要。

而打飽嗝兒

就是一個很好的指標，

提示你該放下碗筷和杯子了。

最常見的是打飽嗝兒，這顯然是在人吃飽了的情況下出現的。說吃飽也不完全準確，應該是在七八分飽的時候。因為吃的太多或太快，迅速把胃填滿夯實了，就不可能打嗝兒。

消化飲食是內外互動的結果，內因就是胃腸及其相關的消化器官，比如膽和胰腺的蠕動分泌。外因是進食的食物的品質和溫度。食物粗鄙堅硬或冰涼，當然會影響消化。但即便食物合適，如果人吃得過快、吃的過多，或吃飯時看書看手機，或吃飯時伴有嚴重不良情緒，比如生氣悲傷、憂慮等等，一樣會影響消化。

胃壁說白了是平滑肌，有彈性有張力，當然就有彈性限度。胃壁接受食物被重量撐大，彈性限度就逐漸減小，自身蠕動研磨的力量隨之減弱。所謂吃到七八分飽，就是留給胃仍保持二三成的彈力和彈性。這時候胃還能保持自身的蠕動和節奏充分分泌胃液，研磨攪拌食物，向下排送食糜，向上排出吞咽進去的空氣。如果突破這個極限，那胃工作就會很吃力，吃到十分飽，胃基本上就停止蠕動了。年輕的時候，胃壁厚，彈性強，即便暴飲暴食也沒事兒，很快會恢復原狀。長期如此，胃就會被撐大下垂，胃壁弛緩失去彈性，嚴重的就會出現胃輕癱，半球形滾圓的胃囊會變成瀑布型，像一灘爛泥。

人吃飯狼吞虎嚥或吃飯時說話就有可能將空氣吞咽進入胃，空氣滯留在胃腸道會引起胃腸脹氣或絞痛，另外就是胃內容物在被胃液分解消化時也會產生氣體，所以及時排出就顯得很重要。需要的條件就是胃還沒被撐大失去彈力。古人常說飯要吃七八分飽道理就在於此，所以吃飯時保持自我覺察很重要。而打飽嗝兒就是一個很好的指標，提示你該放下碗筷和杯子了。

那為什麼有人會在沒吃飯時打嗝兒呢？一般人稱之為打空嗝兒，中醫稱之為噯氣或噫氣。這種嗝兒其實還是飽嗝兒，是食物在胃內長期滯留，食積不化造成的。這種嗝兒打出來往往伴有酸腐的味道，中醫稱之為「噯腐吞酸」。酸是因為胃液上溢，腐是因為食物腐敗發酵產生的氣體和味道。這種嗝兒不是胃蠕動造成的，而是發酵氣體積攢自己湧出的。患者平時口氣也難聞，有的伴有頑固性的口腔潰瘍，或是反覆發作的咽炎和扁桃體炎。

現代醫學發現情緒低落，也會影響到交感神經，使其過度緊張，抑制了胃的蠕動及排空機能，存儲的食物存留胃內過久，繼而出現發酵氣體。長期精神緊張焦慮會導致十二指腸潰瘍，其常見的併發症，除了噯氣，還伴有上腹部脹滿不適、厭食、噁心、嘔吐。

中醫治療這種病最拿手，點穴針刺水分穴，打開十二指腸通道，再依次刺激下脘中脘上脘穴恢復促進胃的蠕動即可。老百姓自己可以敲打足三里或掰弄第二第三腳趾頭。

那人在飢餓的時候，也就是胃腸空虛的時候會打嗝兒嗎？也會。這也可以叫空嗝兒、噯氣或噫氣。但這種嗝兒一般與進食與否無關，聲音響亮，氣兒不多，無酸腐味道。持續時間長，晝夜不停，數年十數年不止。中醫認為這種空嗝兒與長期或劇烈的情緒、情感刺激傷害有關，直接歸之為心病。

一般來講，胃腸空虛的時候，人會出現飢腸轆轆，胃腸蠕動空磨空轉，消化液和體液在胃腸內流動，這是正常的。如果胃腸空虛，但不蠕動，反而有噯氣，這就說明病得不輕了。

這種嗝兒多見於萎縮性胃炎、抑鬱症、焦慮症、厭食症和早期胃癌和食道癌患者，通常伴有較為嚴重的失眠、早醒、負疚感、厭食厭世、胸背疼痛、貧血和消瘦。特別是萎縮性胃炎患者，其胃壁已經由原來的弛緩變成攣縮，胃酸由相對過多變成稀缺，胃黏膜萎縮異化，嚴重的伴有淋巴、瘜肉和腫瘤的增生腫大。

臨床上遇到這種情況，我一般都要追溯病史，瞭解患者的情緒、精神狀態，特別是睡眠狀況，配合現代醫學理化影像檢查和心理評估。確診明晰以後，再用中醫針刺加中藥治療，配合心理疏導，飲食調養，大多能逆轉頹勢，心腸變得溫和柔軟、噯氣也會隨之消除。

還有一種情況是打假嗝兒。這是西方飲食習慣造成的惡果。是碳酸飲料包括冷飲啤酒被喝到胃裡，受熱以後溶解在液體裡面的二氧化碳汽化噴湧而出以後形成的。這種嗝兒不是胃腸蠕動造成的，相反還會抑制胃腸蠕動，所以打這種嗝兒並不感覺舒服。

因為把冰鎮飲料加熱到正常體溫，同時二氧化碳汽化本身都會消耗胃壁及其周圍組織的熱量和能量，所以無論是短期還是長期飲用冰鎮碳酸飲料都會對胃造成傷害，簡單地說就是冰鎮胃腸，起初使胃蠕動變慢，進而使胃喪失感覺，特別是飢飽的感覺，長此以往，人會多吃多喝變得過度肥胖。二氧化碳這種廢氣，打嗝排出還算好的，留在體內滲入組織，人會變得虛囊，檢查按壓這種人的身體，會摸到一粒粒小氣泡樣東西，按上去還劈啪作響。

東方人的體質不適合喝碳酸飲料，這種嗝兒不打也罷。

脅肋

Xie Lei

29

無論是腋下的兩脅
還是腹部的軟肋，
都是普通人薄弱的地方，
容易被傷害、被人挾持控制，
所以有了「脅迫」一詞。

人體前面是胸，後面是背，兩側是脅，說起來都是肋。孔穎達疏：「脅是腋下之名，其骨謂之肋。」胸腔由十二對肋骨合圍而成。肋骨後端與胸椎相連，前端一至七對肋藉軟骨與胸骨相連接，稱為真肋；第八至十二肋藉助軟骨與上一肋的軟骨相連，形成肋弓；第十一對、第十二對肋前端游離，稱為浮肋。最後四對肋骨又稱假肋，亦稱軟肋，中醫稱之為兩脅、脅下。

胸腔的作用首先是維持心肺功能，其次是保護這些重要的臟器。沿第七胸椎水平生長的膈肌將胸腔分成兩部分，上面是心、肺，下面是肝、脾、腎。有肋骨的支撐和肋間隙肌肉的發力，胸腔才能鼓蕩如橐籥、風箱，保障肺的呼吸。肺本身沒有力量，只能被動地隨胸腔運動，胸腔擴張，肺隨之進氣。不論內因外因，只要胸膜腔進入空氣，就會造成對肺囊的壓迫，患者出現劇烈的胸痛、咳嗽，嚴重的會造成肺不張、窒息，這就是氣胸。

如果單純強調胸腔對心肺的保護，那人的進化應該是肋骨連成一片，那樣就喪失了心肺的功能。人在劇烈運動或情緒激烈的時候，心跳會加快，心臟和主動脈弓的搏動幅度都會加大。正常的人或消瘦的人，可在左乳房下方看到肋間肌肉的跳動，其實這是心尖搏動。試想，如果胸腔是骨化固定的，那對心臟就會形成壓迫和傷害，危及生命。

古今中外都有天賦異稟、肋骨幾乎連成一片的人，古稱「駢脅」。晉文公重耳就是駢脅，《左傳・僖公二十三年》：「及曹，曹共工聞其駢脅，欲觀其裸浴，薄而觀之。」此舉後來為曹共工招來殺身之禍。古代大力士中也不乏有此異相者。《史記・

商君列傳》：「多力而騈脅者為驂乘，持矛而操闟戟者旁車而趨。」外國人也有，見嚴復《原強》：「孔孟二子皆有魁桀之姿，彼古之希臘、羅馬人亦知之……而柏拉圖乃以騈脅著號。」

大力士肌肉發達，覆蓋了胸脅，使人產生沒有肋間隙、肋骨連成一片的錯覺，於是把騈脅解釋成肌肉連成一片。其實這是錯誤的，作為醫生我見識過有凹陷的漏斗胸、凸起的雞胸、左右不對稱的歪胸，當然也有騈脅。這種騈脅不是天生的，而是後天練習內家拳，通過站樁調形、呼吸調息、獨立守神使得骨髓充盈，骨骼發育增強，肋骨逐漸增厚，肋間隙變小。顯而易見，有騈脅的人抗擊打能力明顯提高，呼吸功能也超過常人。

無論是腋下的兩脅還是腹部的軟肋，都是普通人薄弱的地方，容易被傷害、被人挾持控制，所以有了「脅迫」一詞。尤其是肋間隙有幾個敏感點，被點擊後會造成內傷，這就是中醫講的穴位。中醫認為胸腹屬陰，腰背屬陽，兩脅處於陰陽交界、半陰半陽的地界，足少陽膽經循行所過，內聯臟腑外絡肢節，影響肝膽功能。

距離腋窩最近的有淵腋、輒筋兩穴，在第四、五肋間隙、腋正中線兩側，屬於足少陽膽經、離手少陰心經的極泉穴很近。中醫認為，膽主決斷。膽氣虛則怯，膽氣足則勇，故有「膽戰心驚」一說。所謂「酒壯慫人膽」，指飲酒以後，肝膽氣血充盈，膽氣浮橫，可以暫時使人變得蠻橫、勇猛。現代醫學也發現膽道系統疾病（膽囊炎、膽結石）等，通過神經反射引起冠狀動脈收縮，導致冠狀動脈供血不足（供氧需氧失衡），從而引起心絞痛、心律不齊，甚至心肌梗塞等症狀，名曰「膽心綜合症」。按揉腋下淵腋和輒筋能有效緩解心絞痛的症狀。

位於軟肋第七、八肋間隙，乳頭正下方的是「日月穴」，是膽的募穴，所謂募穴，是內在臟腑之氣彙聚的地方，也是內在臟腑在體表的投影所在。用長針直刺募穴，能觸及相關臟腑，比如刺右側日月穴，能刺及膽囊。有膽囊炎、膽結石、膽囊瘜肉的患者，平時生氣、鬱怒，特別是在進食油膩食品以後，會感覺到右脅下隱痛、刺痛，急性膽囊炎發作；膽結石排出時，會出現劇烈的膽絞痛。這些症狀都可以通過按壓、針刺日月穴緩解。平時消化不良、厭食油膩、打嗝反酸的人，也可以通過按揉日月穴促進膽汁分泌，幫助消化。

日月曰明，因為肝膽開竅與目，膽經外絡眼角，經常按揉日月穴，能明目開竅。經常玩電腦、看手機的人應該照顧一下自己的這塊軟肋。

軟肋

Ruan Lei

30

胸腔肋骨固定，
抗擊打的能力強；
軟肋肋骨不固定，
抗擊打的能力就差。
無論古今還是中外，
「軟肋」一詞多用來
形容身體和心理的弱點。

脊柱胸骨和肋巴條如同上天精心編織的筐，裝載著人體重要的臟器，起到了保護作用。同時肋間肌肉有伸展擴張和收縮功能，適應心肺的呼吸、搏動功能。人體的十二對肋骨，從脊柱分出，前七對附著在胸骨，第八、九、十對肋骨依次附著在其上的肋骨，最後兩對肋骨沒有附著點，在腹腔呈游離狀態，被稱為浮肋，俗稱軟肋。

腹部沒有肋骨保護，因為腹腔內的臟器相比胸腔不是很重要。擊打腹部可能傷及胃腸，不會致命，也不會達到快速使人喪失戰鬥力的目的。所以在實戰中，打肚子和打屁股一樣沒有意義。軟肋位於胸腔和腹腔的結合部，它存在的意義首先是為了保護右側的肝和左側的脾，以及背後的腎臟；其次是滿足臟腑功能需要。正常人在肋骨邊緣外都不應當觸及肝和脾，但肝和脾在代償、失代償的狀態下容易出現腫大，就會出現魚死網破的結果：不是肋骨開裂崩斷，就是臟器被壓迫，出現壞死。

在實戰格鬥中，一般攻擊頭面和胸腔。出於本能，人會用雙手和雙臂保護頭面、前胸，而暴露兩側的軟肋。胸腔肋骨固定，抗擊打的能力強；軟肋肋骨不固定，抗擊打的能力就差。攻擊軟肋，一則劇烈疼痛可以通過肋間神經直達脊髓和大腦，造成巨大的、難以忍受的痛苦，使對手喪失戰鬥意志；再則震盪波及肝、脾、腎臟，輕的會產生劇痛，重的會造成臟器破裂，危及生命。無論古今還是中外，「軟肋」一詞多用來形容身體和心理的弱點。

研究、瞭解人體，有的人目的是比凶鬥狠、置人於死地，中醫則是想替天行道，治病救人。中醫發現人身上這兩對游離的肋骨有特殊的屬性和利用價值。通俗地說，打擊它們會造成人身傷害，但是適當地刺激其端頭，比如說點按、針刺和艾灸，可以影響、刺激內在臟腑的功能。

中醫把胸腔比喻成宮殿，五臟在其中各司其職：心是君主之官，內藏神明；肺是相傅之官，主治節；肝是將軍之官，出謀慮；腎是作強之官，出技巧。而脾有兩個功能：一是「脾者，諫議之官，知周出焉」，脾主後天意識，輔佐先天本神，保證圓滿周到；二是「脾胃者，倉廩之官，五味出焉」，脾主吸收儲存營養，化生後天氣血。

五臟深居宮闈，想刺激、影響到它們沒有門徑是不行的。中醫發現，人身上有這樣的敏感點和傳播途徑，就是腧穴和經絡。第十一對肋骨的游離端頭，叫章門穴。它有三個身份。

首先是足厥陰肝經的第十三個穴，對肝臟的疏泄、藏血功能有影響。肝經從足大趾沿腿內側上行，經腹股溝環繞外生殖器官，入小腹潛行，在這裡冒頭。刺激章門上能影響肝臟，下能影響內外生殖器。

其次，它是脾的募穴——所謂募穴就是臟器體表投影所在，從人身左側章門穴直刺下去，能觸及脾臟。章門穴的主要功能在於影響人體的吸收、儲存營養，以及後天意識。中國古代封建社會，皇權受制於神權和臣權，君命沒有內閣的連署蓋章是無效的。章門的命名即源於此。脾代表後天意識，會對先天本能提出諫議，比如嗇精節欲、持滿禦神。所以人吸收太多營養、過度肥胖或後天意識太強、活得太刻意的話，可以通過泄章門氣血來減肥、放鬆。吸收功能不好、極度消瘦的人，或後天意識不強、沒有自我約束的人，則可以通過補益章門氣血，恢復增強意識。

最後，章門穴是藏會穴，也就是五臟經氣彙聚之地。中醫有八會穴，出自《難經・四十五難》：「腑會太倉，藏會季脅。」季脅、季肋都是章門穴的別名。也就是說，刺激章門穴，最終能影響五臟功能，無論是過亢還是過分低迷。

第十二對肋骨很短，它的游離端前面摸不到，就在側面幾乎在腋中線的位置，這個穴位叫京門，是膽經的第二十五個穴。它能影響膽功能，特別是膽汁的儲存和分泌。有膽囊疾病的人會感到兩脅憋脹疼痛，同時伴有噁心嘔吐等症狀，這時針刺和按壓相關穴位能緩解症狀。另外，京門穴是腎的募穴，刺激它可以影響腎的功能。艾灸、按壓京門可補益腎氣，針刺京門可清瀉腎實證（無論寒熱），比如可以促進腎結石化解和排出。有叉腰習慣的人大多有腎虛或類似問題。

懷

Huai

31

由於胸和懷兩個字經常聯用，
導致很多人把胸當成了懷，
權威的字典就把懷解釋成「胸前」。
其實，
懷泛指上衣包裹的身軀，
涵蓋了胸、腹和小腹。

懷，從小篆、漢隸到行楷變化不大，到了簡體字就是亂改一氣，完全看不出漢字象形、會意、指事、形聲的本來。懷的右邊——褱，也念懷。褱由衣和眔構成，眔音大，指目力相及，意思近於逮。褱是指把眼睛能看到的東西包藏、裹挾在衣服裡面。古人著裝講究上衣下裳，所以褱只能是藏在上半身衣服裡，藏在褲襠、褲腳、襪子、鞋裡面的不能叫做褱。

懷字雖然加了豎心旁，其某些本意與褱一致。因為有了心字，懷揣的部位更接近胸口、心臟，比如胸懷、心懷。

懷用做及物動詞，指把東西藏在上衣裡，比如「匹夫無罪，懷璧其罪」。普通人擁有了王家祭祀才能使用的玉璧，這就是明顯的僭越，亂了綱常禮法，當然會被治罪。

現在流行戴名錶，掛在腕子上很顯眼，是男人身份、地位、品位的標誌，比穿西裝不扯商標講究多了。過去可不是這樣，有塊錶不易，人都揣在懷裡，留個金鏈子掛在外衣兜上，至於裡面的錶是什麼品牌，金的、銀的還是鑲鑽的，不得而知。這種錶叫懷錶，用它的人不多了，可能在古董店能看到。含蓄內斂和招搖顯擺的區別就在一塊錶上，這也是金玉其外、敗絮其中和被褐金玉的區別。

由於胸和懷兩個字經常聯用，導致很多人把胸當成了懷，權威的字典就把懷解釋成「胸前」。其實，懷泛指上衣包裹的身軀，涵蓋了胸、腹和小腹。敞胸露懷暴露的不光是前胸，還有肚子；探懷不光指把手伸向胸膛、乳房，還指摸向衣服裡面；縱體入懷，也不光指胸前。所謂懷抱，只要是上臂能環繞、摟到的都算，在小腹也是可以的。說懷不光是胸，最具說服力的應該是「坐懷不亂」。青年男女調情嬉戲，又不是胸口碎大石，美女坐到柳下惠的胸膛上，這場景不好想像。按常識腦補一下：春秋時尚無胡床、板凳、椅子，人們都席地跪坐。按照柳下惠的性格，他應該是正襟危坐，美女能坐的更可能是上衣覆蓋的大腿。他稍微苟且一下彎彎腰，美女就會坐到小腹上。

日本有個著名的懷石料理，據說源自僧人飢餓難耐時把石頭烘熱，揣在懷裡壓在胃脘，以暫時緩解飢餓感。本來腸胃充盈才會飽脹，這麼從外加力把胃腸壓癟了使其不空虛，類似畫餅充飢，效果恐怕維持不了多久。此說貌似是以訛傳訛，不大成立。確切地說，懷石料理起源於日本僧院在唐宋時期從中國學會的茶席。懷石懷的是玉——石之美者曰玉。老子說「聖人被褐懷玉」，講究的就是外表不光鮮，內在品質卓越。懷石料理最大的特點是盛飯菜的器皿不精緻，粗瓷黑陶一類，而飯菜精緻講究。

空腹喝茶容易出現暈厥或出虛汗，俗稱「醉茶」，所以在正式喝茶以前會先吃點東西墊補一下。懷石料理是為之後的茶席做鋪墊，不是主角，吃的東西講究突出食物的本味。一般有四道：先上一道羹，後演變為日式湯；第二道是膾，也就是生魚片；第三道是「炙」，烤魚或烤肉，也有的上天婦羅；最後是煮菜，清水加菜和肉。現在懷石料理已經喧賓奪主，從茶席的前奏變成主宴。菜式變得花樣繁多，杯盤碗碟越來越精緻漂亮，飯菜的口味卻平平，根本失去了懷石的精神。再加上經過炒作，價格很貴，我吃過兩次後，再不問津。

畢竟比「褱」多了豎心旁，懷就有了動心的意思。用做及物動詞，它包含形而上的、無形的存在，表示包藏在內心的欲望、情緒、情感、神靈、意識、才學等，於是有了懷疑、懷念、懷春、懷忿、懷仁、懷柔、懷慝、懷貳、懷恨在心、懷才不遇、心懷鬼胎、心懷叵測等詞。當然還包括把內心投射到外在實物上，比如去國懷鄉、懷舊。《詩經》中常有類似的詩句：「有女懷人」、「唯佳人之獨懷兮」等。

胸懷錦繡倒也罷了，如果藏在內心的東西是負面、陰暗的，比如不良的情緒、情感在心中糾結，這就讓人難以釋懷，時間長了，免不了會得心身疾病。中醫有一套身心合一的理論體系和切實可行的治療方法，能幫助人解除內心的苦痛，將蓄積在內心的有形淤結化成無形的能量釋放出來，將不良資訊消除，讓人們心懷坦蕩，開懷大笑。

脘 Wan

32

在古代，脘專指胃管，
以及胃在體表腹部的投影部位。
胃其實是個情緒器官，
它受植物神經支配不受意識控制，
心情好的時候胃口會大開，
心情鬱悶抑鬱的時候
會完全沒有胃口。

脘現在很少有人知道了，在古代，脘專指胃管，以及胃在體表腹部的投影部位。所以有胃脘疼、胃脘癰、脘腹脹滿等等說法。中醫經絡腧穴中有上脘、中脘、下脘三穴，位於腹部正中任脈上，其位置大致對應胃的進口賁門、胃的主體和胃的出口幽門，三個穴位的功能主治也與其部位相符。

脘字是形聲兼會意，從月字旁，月表示肉身，完用來形聲。最早完被寫作「宛」讀音也更接近脘。宛是彎曲、蜿蜒曲折的意思，用來形容胃體的形狀，它不是一根直腸子，胃的上端賁門上接食道，然後向左膨大彎曲，其上端抵近膈肌和脾臟，最頂端的部位卻被稱為胃底。膨大數倍的形成胃體向下向右延伸彎曲，經過正中線，在右下腹緊縮恢復成細管，這個部位叫做胃竇，最終胃管變得大小與賁門進口一致，與十二指腸相連，這就是胃的出口幽門。

從動物進化演變的歷史來看，胃的變化也很有意思，低級動物根本就沒有胃，其食管直接與十二指腸相連。比如鴨嘴獸、針鼴，還有脊索動物如文昌魚及圓口類無胃魚等等。鳥類的食道在鎖骨水平膨大成嗉囊。囊內存在由食道和唾液腺分泌的消化酶，嗉囊有類似胃的功能，能貯存食物並對食物進行初步消化。以前講哺乳的時候說過，大鳥兒餵食小鳥，把食物從嗉囊吐出，除了食物還伴有大鳥的消化酶，有利於小鳥生長發育。所以老母雞帶的小雞長得快，自己覓食的小雞長得就慢。真正鳥胃分成兩部分，前為腺胃，能分泌消化液；後為肌胃，也叫砂囊，砂囊可借助吞食的砂粒來研碎食物。鼠類的胃分為前後兩部，前部叫前胃，不含胃腺，後部叫腺胃，含有胃腺。反芻類哺乳動物比如羊和駱駝的胃又叫複胃，胃分成四室，分別叫瘤胃、網胃、瓣胃和皺胃。複胃中，僅皺胃有胃腺，其餘三個胃都不含胃腺。

人作為最高級的靈長動物，胃的功能幾近完美，胃管中有三種腺體分泌胃液，即賁門腺、幽門腺和泌酸腺。前兩者分別分布於上脘賁門區和下脘幽門區，均分泌黏液。泌酸腺主要存在於中脘胃體和胃底的黏膜內，分泌胃蛋白酶原，鹽酸和內因子，黏液細胞分泌黏液。

說一千道一萬，胃腑本身就是一個平滑肌做成的肉兜子，胃的蠕動肌肉研磨能夠消解食物。胃壁被豐富的血管淋巴管包裹，這也是胃液的來源，胃酸和消化酶完成化解食物並推送到十二指腸和小腸。胃的蠕動不受意識理智支配，受植物神經控制，人的情緒和情感的變化會直接影響到胃的功能。

比如情感的厭惡會令人作嘔，一吐為快，這就是通過上脘賁門的反應，逆蠕動來完成的心理釋放。賁門與食道相連，此處的食道下段括約肌能起到收緊胃上口的作用，在胃蠕動過程中防止胃內容物返入食道，從而避免胃酸燒傷食道內壁，胃壁本身可以耐酸。正常人體即使在平躺或倒置時，胃內容物也不會返流進入食道，也是由於食道下段括約肌的作用。一些嬰兒在吃奶後平躺容易吐奶，其原因之一也是賁門肌肉比較薄弱。賁門鬆弛會導致食道的腐蝕與炎症。賁門癌會導致食物堵塞難以下嚥。

從經絡上來看，上脘的上面就是巨闕穴，前面講〈心口窩〉的時候講過，巨闕是心的募穴，影響到心神和心臟（心包）的功能。人的胃蠕動緩慢，吃的東西不消化，堵在胃裡面的時候，人的口氣會變得腐臭，除了感覺脘腹脹滿，噁心厭惡油膩，早晨刷牙會乾噦等症狀以外，還會有心慌心悸、胸悶膈應、失眠早醒等症狀。中醫認為「胃不和則臥不安」、「胃不和則煩而悸」。由於消化不良導致的精神情緒甚至性格的異常，老百姓統稱為「吃飽了撐的」。

一般胃體飽脹撐得堵得到了上脘，人的感覺不盡是在胃本身，有時會覺得胸悶憋脹，更多的是感覺嗓子眼粒有東西，吞不下去吐不出來。到醫院耳鼻喉科檢查嗓子本身沒有問題，西醫稱之為「癔球」，是癔病的一種，心理疾病想像出來的。中醫稱之為「梅核氣」，任何心理疾病都有物質和能量的基礎，梅核氣就是胃的蠕動（胃氣）障礙，食積痰飲堵在上脘導致咽喉感覺出現了異常，這種情況做思想工作頂多能緩解患者擔心咽喉食道長腫瘤的焦慮，真正解決問題，還需要服用化痰消食疏肝理氣的藥物，比如「半夏厚朴湯」，用針刺上脘或點穴的方法治療效果更快。

胃其實是個情緒器官，它受植物神經支配不受意識控制，心情好的時候胃口會大開，心情鬱悶抑鬱的時候會完全沒有胃口，抑鬱症的患者多半會有厭食的症狀。更為常見的是焦慮症患者，很多人會有噯氣、燒心和反酸的問題，心慌、心悸、失眠自不必說。有些醫生治療胃酸過多，往往會開一些小蘇打幫助中和胃酸，更離譜的會開一些抑制胃酸分泌的藥。這完全是捨本逐末，緣木求魚。焦慮症患者的反酸、燒心（胃酸腐蝕食道黏膜）不是胃酸的錯，而是胃的出口幽門過度封閉，導致胃酸積聚上逆。因此促進胃壁蠕動，打開幽門通道，讓食物順暢地排泄到小腸才是根治這些症狀的辦法。打開幽門的方法，最快的就是針刺或按壓下脘穴，有時也配合下面的水分穴（肚臍上一寸），一般焦慮症的患者在這兩個穴位處都有淤滯和硬結，散開以後，胃的蠕動自然恢復，反酸和燒心的症狀自然消除，人的焦急憂慮心情也會隨之緩解。

回顧我多年的臨床經驗，總結出兩句話：「早期的心病要治胃，晚期的胃病要治心」。而治療胃病和心病的關鍵點就是三個穴位：上脘（臍上五寸）、中脘（臍上四寸）和下脘（臍上兩寸）。

臍

Qí

33

臍是臍帶連接胎兒的埠，
另一端在胎盤。
新生命在孕育過程中
所需的營養和氧氣，
靠胎盤吸附在母體上攝取，
通過臍帶輸送。
哺乳動物產子時，
幼嬰呱呱墜地，
自然撐破胎盤，流出羊水。

臍是形聲字，月字邊代表肉，齊表示發聲。哺乳動物有肚臍，我們把類似形狀的東西也叫臍，比如螃蟹的腹部，母的叫團臍，公的叫尖臍；水果有臍橙，豆子也有種臍。

臍是臍帶連接胎兒的埠，另一端在胎盤。新生命在孕育過程中所需的營養和氧氣，靠胎盤吸附在母體上攝取，通過臍帶輸送。哺乳動物產子時，幼嬰呱呱墜地，自然撐破胎盤，流出羊水。沒撐破的，母獸會咬破胎盤，最重要的步驟就是咬斷臍帶。胎盤和臍帶完成了歷史使命，母獸會將胎盤和血水舔舐、吞食乾淨。一方面可以防止血腥氣招來天敵攻擊，另外，胎盤天然的滋補作用，有利於母體恢復健康，同時促進母乳分泌和惡露排出。幾天後，臍帶結痂，從幼崽身上脫落，在肚子上留下一個痕跡，就是「臍」。

於是有了「噬臍」一詞，喻示新生命的開始。有幾個成語與「噬臍」連用，表示後悔莫及，比如：噬臍莫及；末路多噬臍；雖欲噬臍，悔可及乎！它們出自同一個典故——據《左傳．莊公六年》，楚文王借道伐申路過鄧國，鄧候三個外甥勸他借機殺了文王：「亡鄧國者，必此人也。若不早圖，後君噬齊，其及圖之乎？」晉朝杜預注：「若齧腹齊，喻不可及。」意思是用牙咬自己的肚臍，根本夠不著。（距離遠，不能觸到）

杜預是杜甫的十三代祖，文武皆備，後人都認同他的注解。但噬臍這麼解釋，禁不住細琢磨。人想咬自己的肚臍當然夠不著，我倒是聽說過有人想舔自己的肘尖舔不著的，但古今中外，沒聽說過誰想咬自己肚臍的。別說夠不著，即便夠得著，肚臍也是凹陷的，跟老虎吃天一樣，無法下嘴。所以竊以為「噬臍」就是咬斷臍帶，噬臍莫及就是這輩子就這麼一次機會，不做就來不及了。這樣解釋，更符合人情自然。

大多數民族認為出生以後就沒肚臍什麼事了，只有中國人重視它：人出生後，肚臍作為有形物質的通道雖然封閉了，但依然可以作為氣味、能量的補充和流動的窗口。中醫把肚臍稱為「神闕」。闕是缺口，中央大門的意思。天安門正中那個門洞只有皇帝可以出入的大門就是闕，神闕就是通神的大門。按西方畫家的視角，肚臍正好在人體的「黃金分割點」上。中醫認為神闕是腹部正中任脈的第八個穴，上通心神，下交腎精。

本書前面篇章講〈心口窩〉時介紹過「巨闕」，那個地方容易堵；神闕則容易漏。人在極度虛弱的時候，會出現氣短、心悸的症狀，最明顯的就是肚臍周圍出現動脈搏動，中醫稱為「動元氣」或「傷元氣」。有人還會出現「奔豚氣」，自覺一股氣上衝到咽喉，像小豬一樣衝撞，發作起來有瀕死感。這是腹主動脈劇烈搏動的結果。

人極度透支時，會調動元氣儲備，出現臍周動悸。人臨死時臍周搏動更劇烈，直至崩潰、死亡。中醫認為，神闕不僅是神進入人體的生命之門，也是魂魄離體的死亡之門，所以，固護神闕是中醫保健和救命的重要理念和方法。

中醫治療元氣脫失的方法就是「補」，補漏洞。最好的藥物是人參，古人講「人參大補元氣」，但後人把補理解成「益」，以為吃人參能增加元氣，延長壽命。這完全是癡心妄想。服用人參後，神闕漏氣的情況會改善，臍周動氣會減弱、消失，人體又回到靠心臟和主動脈弓搏動輸血的狀態，身體就會逐漸平復。

神闕還有助性的作用。現代醫學解剖學證明，神闕的神經與性器官相連，適當刺激它會助性。中醫認為，任脈源於小腹，出自會陰，經過男性龜頭和女性陰蒂，上行到腹部正中，最終環繞口唇由眼入腦。所以接吻和刺激肚臍有助於溝通心神和腎精，促進興奮，提高快感。古人在性交中用艾灸任脈（膻中、神闕、中極穴）的方法助興，詳情可參見《金瓶梅》中西門慶使用「香馬兒」的段落。

很多人研究中國古人的避孕方法。其實很簡單：如果不想懷孕，用麝香或含有麝香的藥物敷在肚臍上就可以了。漢朝那個能在盤子上跳舞的美女趙飛燕就是這麼幹的。偶爾使用能避孕，長期使用就是終身不孕。當然，肚臍上敷貼麝香的另一個作用就是能讓女人美豔如花——華而不實就是這個意思。

很多中國人不會考慮到這樣一個問題，用嘴喝藥為什麼叫服藥，這和衣服有啥關係？英語不存在這個問題，oral 就是用嘴、口頭和口服的意思。

追溯起來就得說說中醫的歷史，現代人只認為中醫就是開方抓藥，病人就得喝苦湯子。其實中醫的治療手段方法很多，針刺、艾灸、砭石、導引、按蹻、祝由、符咒、藥物等等，中醫講究因事因地因人制宜，根據具體情況選擇不同的治療方法，藥物療法只是其中的一種，不是唯一。即便是藥物療法，根據具體病症要選用不同的給藥途徑比如口服、外敷、肛門栓劑和陰道栓劑、鼻煙、滴眼液等等。口服不是唯一選項，劑型也有丸散膏丹、湯液露醇等多種。

眾所周知，藥物是有形的物質，通過口腔黏膜、鼻黏膜、眼結膜、陰道黏膜和直腸黏膜可以直接滲透到體液和血液中，被人體吸收利用，發揮藥效，起到治療作用。皮膚同樣可以吸收利用藥物，相對黏膜而言滲透作用較弱，除非體表有潰爛，藥物會滲出。

通過嗅覺，鼻腔可對更細微的藥物，甚至是無形的氣味敏感，使藥直通心神，進而影響身心健康。聞香識女人不假，通過聞味兒也能治療疾病，這是中醫的特色治療法。中醫把藥物「氣味」屬性分的很清楚，氣是氣，味是味。通過鼻腔聞到的是氣，通過口腔嘗到的是味。氣有「腥、羶、香、騷、臭」，味有「酸、苦、甘、辛、鹹」。氣通天入五臟，味接地，入六腑。這種通過聞嗅藥物氣治療疾病的方法，古稱「服氣」，古人把相關的藥物放在香囊中，揣在衣服裡面，香氣襲人，時時聞嗅，所以聞藥香逐漸演變成了服藥氣，後來簡化泛指，連喝藥也變成了服藥。

華人自古喜歡玉，因為玉在上古做為祭祀禮器有溝通天地鬼神的作用，普通人帶塊玉在身上有養護心神辟除邪惡的作用，比如《紅樓夢》中賈寶玉的通靈寶玉。根據自身情況，佩戴不同的形制、材質的玉，這叫「佩」。根據自身情況配製不同的藥物裝到香囊帶在身上、或直接縫在衣服裡面，這叫「服」，合起來就是佩服。把外用的膏藥敷在身上叫做「貼」，「服服帖帖」最早的意思也是用中藥做治療。就服服帖帖而言，肚臍是最佳的給藥途逕入口。上次說了，肚臍雖然在出生後閉合，但是內在通道仍在，肚臍可以吸收氣、滲透味進而影響氣血運行。

中國古代服飾「肚兜」顧前不顧後，重點是把肚臍遮蓋掩護，不讓風寒之氣侵入，體現了中醫養生保健的特點。現在還能從古畫上看到小孩子穿著肚兜。小兒是純陽之體，熱性好動，可以穿開襠褲，光著屁股，但是不能暴露肚臍。即便睡覺的時候也是如此。現在的孩子都改成了穿睡衣或背心褲衩睡覺，孩子睡覺折騰翻滾，往往就露出肚臍，著涼受寒，引發疾病，而肚兜就不存在這個問題。

現代的美女大都以穿肚兜為土氣，白天穿露臍裝，晚上也是睡衣睡褲，上下半截都有遮蓋，唯獨肚臍暴露在外，這樣容易受風寒，導致胃痛、腹瀉、腹痛、痛經不一而足。

二十世紀末中國流行的505神功元氣袋（一種保健用品），其實就是簡易肚兜，同時往裡面加入了溫性辛香的中藥。成本低廉，效果顯著，有病可治無病可防，當年風靡一時。現在雖然銷聲匿跡，但是其理念和方法依然值得我們借鑑。

有暈車、暈船、暈機毛病的人肯定會被推薦過這樣一種方法，就是上車船前在肚臍上貼一塊生薑片。這也是「服服帖帖」療法的一個具體體現。暈車、暈船的人大多都有胃病，胃的蠕動動力不足，食物和胃黏膜分泌的黏液滯留時間過長，不往下走往上翻。這種人就像醉酒暈眩的人一樣，什麼時候把胃裡的東西吐乾淨了就不暈了。預防或治療暈車、暈船的方法很簡單，一個是上車、上船前別吃東西，另外就是把留在胃中的宿食排泄到小腸中。在肚臍上貼生薑的方法，就是用辛溫的藥物溫暖刺激小腸，促進胃腸蠕動下行，達到治療目的。

小孩子經常會發燒，其原因主要有三種：「停食、著涼、受驚嚇」，孩子一發燒，家長就著急上火，忙著去醫院輸液打針退燒。其實在孩子發燒的時候家長應該先冷靜一下，分析一下孩子得病是否有上面三個原因，如果是停食著涼，那麼幫助孩子揉揉肚子，孩子拉泡臭屎，高燒就會退去。孩子腹痛不讓觸碰的時候，那就可以用無痛無害的肚臍敷貼療法。方法是藿香正氣水（一定是水劑，裡面有酒精），打開一瓶浸濕棉球，放到孩子肚臍眼裡面，再用膠布或OK蹦封固。不久孩子就會出現腸鳴矢氣，身上微微出汗，高燒自然消退。不能說百分之百有效，但是在去醫院打針輸液前這麼試試，可免去孩子和家長更多痛苦。這個方法是中醫張寶旬大夫所傳，幫助過成千上萬的人。

任脈圖

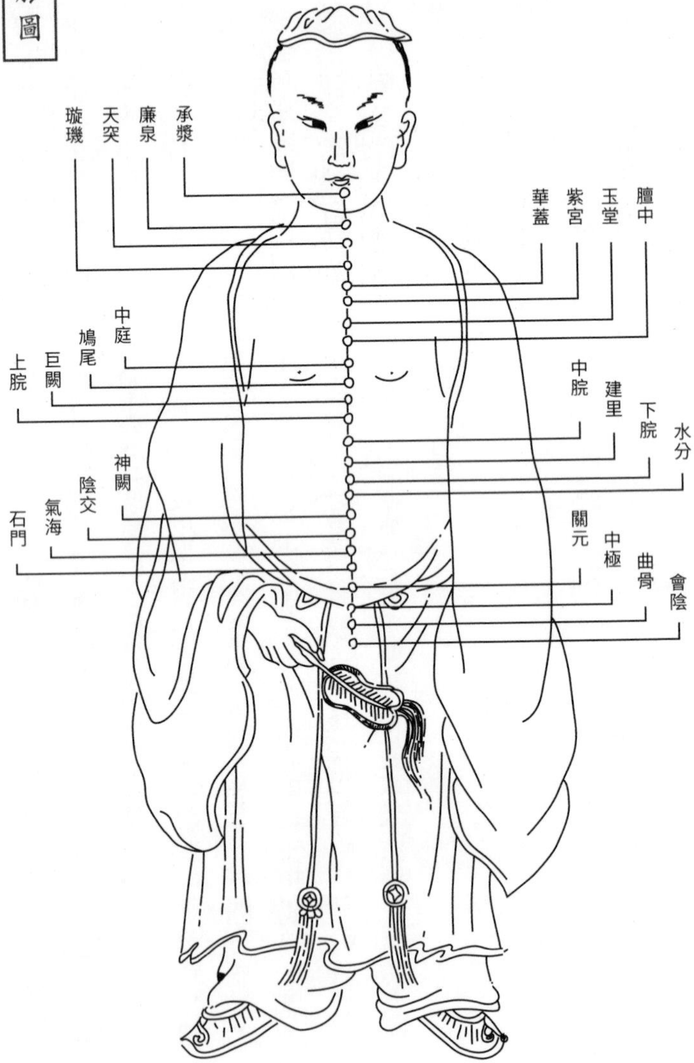
承漿
廉泉
天突
璇璣
膻中
玉堂
紫宮
華蓋
中庭
鳩尾
巨闕
上脘
中脘
建里
下脘
水分
神闕
陰交
氣海
石門
關元
中極
曲骨
會陰

恥骨

Chi Gu

34

孕婦在懷孕後期，身體會分泌激素，溶解軟骨，恥骨分離，骨盆擴大，方便分娩時嬰兒順利出生。這時候孕婦會出現全身關節疼痛的情況，因爲激素在血液中游走全身，靶器官又不單單是恥骨聯合這一塊。普通人以爲這是孕婦受了風寒產生疼痛，其實不然。

人的骨盆的結構大致是這樣的：後面正中是骶骨、尾椎骨，旁邊被屁股蛋兒包裹著的是坐骨，身體兩側是髂骨，前面就是恥骨，左右各一，在正中間有接縫兒，叫做恥骨聯合。也有人把坐骨、髂骨和恥骨統稱髖骨。恥骨古代叫髓，音騰，也叫曲骨、橫骨、交骨；英文叫做 pubic bone 或 pubis，其詞根與陰毛或長陰毛有關，與羞恥無關。近代人稱之為恥骨，估計是因為把陰毛叫恥毛、把陰阜叫恥丘，陰阜下面的橫骨也就被叫做恥骨了。可能是說衣著裸露到這個地步應該覺得羞恥了，所謂遮羞布遮擋的也是這個部位。

骨盆包裹著內臟的重要器官，主要是生殖、泌尿和排泄系統。動物並不以暴露性器官或性交為恥，亞當夏娃在吃蘋果前也是如此，羞恥心則是後天人倫道德的產物，與天性無關。倒是有些動物在排便時小心避開，不能說是羞，可以說是陰、隱。所以古人說生殖器是前陰，肛門是後陰，統稱為隱處。以前公共廁所一排蹲坑連個隔斷、遮擋都沒有，可以說是把人的尊嚴和羞臊一網打盡了，可謂無恥。

恥骨聯合上方、小腹正中下方的部位是陰阜，也叫恥丘，被陰毛覆蓋。陰阜下面就是外生殖器，女性是大陰唇的埠和陰蒂，男性是陰莖根蒂。《金瓶梅》的描寫比較粗俗，把這兒稱作「屄蓋子」，西方人比較文雅，稱之為「維納斯丘」。現代審美中，以女性身體消瘦、小腹平坦、臍旁肌肉豎起呈馬甲線、陰阜隆起為性感。

古代的去勢刑罰，男人叫腐刑，切除睪丸和部分陰莖；女人叫幽閉，用木槌敲擊女性陰阜，造成恥骨聯合分離或恥骨骨折，這樣膀胱和子宮附著在恥骨上的韌帶會損傷斷裂，進而造成子宮脫垂，喪失生育功能。骨盆如同汽車的獨立懸掛系統，小腹內的器官直接或間接通過韌帶懸掛固定在骨盆上。骨盆上影響脊柱，下影響腿腳，內在影響生殖、泌尿和排泄功能。臨床上常見骨盆位置不正，以及由此導致的各種疾病，如脊柱側彎、胸廓變形、內臟壓迫、乳房大小不一不對稱、雙腿長短不一、股骨膝蓋關節磨損，以及婦科的痛經、附件水腫、輸卵管不通、卵巢腫瘤、子宮肌瘤、盆腔積液等。

造成骨盆傾斜不對稱的主要原因是運動性損傷或外界暴力傷害比如骨折後沒有恢復，其次就是長期不正確的站立行走姿勢，極端的個別原因是性交姿勢詭異、動作不當。對女性而言，造成骨盆傾斜的主要原因是月子沒坐好；也就是在順產後，恥骨聯合沒有正確癒合。

骨盆不是鐵板一塊，而是在中間留下活口，兩側恥骨聯合面靠軟骨連接，這就是恥骨聯合。孕婦在懷孕後期，身體會分泌激素，溶解軟骨，恥骨分離，骨盆擴大，方便分娩時嬰兒順利出生。這時候孕婦會出現全身關節疼痛的情況，因為激素在血液中游走全身，靶器官又不單單是恥骨聯合這一塊。普通人以為這是孕婦受了風寒產生疼痛，其實不然。

一小部分孕婦由於體質差，激素水平低，臨產前恥骨聯合處軟骨無法軟化，導致分娩時難產。《傅青主女科》一書有一節論述「交骨不開」：「蓋產門之上，原有骨二塊，兩相鬥合，名曰交骨。未產之前，其骨自合，若天衣之無縫；臨產之際，其骨自開，如開門之見山。」傅青主認為：「臨產交骨不開者，多由於產前貪欲，泄精太甚，精泄則氣血失生化之本，而大虧矣。氣血虧則無以運潤於兒門，而交骨黏滯不開矣。故欲交骨之開，必須於補氣補血之中，而加開骨之品，兩相合治，自無不開之患，不必催生，而兒自迅下，母子俱無恙矣。」

即便是順產，孕婦在生產過程中也會消耗大量氣力和精血，加上產後泌乳餵養嬰兒，夜間也得不到很好的休息，給恥骨聯合的癒合造成困難，所以加強營養，補益氣血，保持正確的姿勢，必要時加裹腹帶，都能促進恥骨聯合的癒合，以及相關受傷韌帶的修復。產後恥骨恢復不良不僅可引發恥骨疼、腰痛、腹痛，甚至還可導致子宮下垂、陰道鬆弛、尿失禁和體形變化。中醫常給孕婦產後服用生化湯，促進惡露排出，加速軟骨癒合。部分畸形癒合的產婦，需要醫生用手法調整骨盆，避免日久遷延，留下更多隱患。

胯

Kun

35

騎過馬的人都知道，
即便有馬鞍，
人在騎乘的時候也不能坐實了，
否則就算是能迎合馬的節奏的人
也會被顛得屁股疼，
正確的方法就是欠身虛坐，
用力在馬鐙上。

北京人形容人聽力差耳朵背，常說：「我說前門樓子，你說胯骨軸子。」胯骨軸子就是股骨頭，也叫股骨大轉子，與髖骨組成人體最大的關節。

歷史上有人把胯解釋成股骨，也有人解釋為髖骨，都有失偏頗，確切地說胯是兩條大腿和骨盆合圍成的三角區。許慎在《說文》中說：「胯，股也。」後世段玉裁在注釋中說：「合兩股言曰胯。」胯對應人穿的衣服部位，這裡就是襠。

著名的成語「胯下之辱」，說的就

是韓信早年被地痞流氓羞辱鑽了他們的褲襠。現代足球前鋒帶球過人羞辱對方的一個方式也就是「穿襠」。看來不論古今還是中外，胯下之辱通吃通用。首要原因在於，胯下襠內是前後二陰之所在，前陰尿道口撒尿，陰道口排經血，後陰肛門拉屎，屎尿血汙穢，人之所厭惡，強迫人鑽襠意在汙辱。在古代巫術有「厭勝」法，把人厭惡的東西當成人鬼神共惡，用來辟邪驅鬼。而且逐漸擴大外延，由胯及襠，褻衣內褲甚至月經帶都被用來侮辱對手。很多地方習俗不僅不能鑽人的胯下，甚至不能鑽過別人晾曬的衣褲。更重要的原因是性風俗，被人騎和被人靠是一個意思，所以鑽襠也意味著被人強暴、征服。

冷兵器時代打仗，靠的是「胯下馬，掌中槍」。騎乘駕馭胯下馬是一門很高級的技術，只靠手中的韁繩遠遠不夠。騎過馬的人都知道，即便有馬鞍，人在騎乘的時候也不能坐實了，否則就算是能迎合馬的節奏的人也會被顛得屁股疼，正確的方法就是欠身虛坐，用力在馬鐙上。據考證，馬鞍出現的比較早，而馬鐙出現較晚，所以騎馬打仗想保持穩定和長久，完全依靠的是兩條大腿夾緊馬的肚子。所以三國以前的人騎馬打仗兩條大腿最辛苦，因為沒有馬鐙。

夾緊馬肚子用的是大腿內側的肌肉，這群肌肉古稱髀肉。有個髀肉復生的成語，說的是當年劉備兵敗，投靠劉表，無所事事，挑糞種菜。「備住荊州數年，嘗於表坐起至廁，見髀裡肉生，慨然流涕。還坐，表怪問備，備曰：『吾常身不離鞍，髀肉皆消。今不復騎，髀裡肉生。日月若馳，老將至矣，而功業不建，是以悲耳。』」

人平時行走坐臥很少用到大腿內側的肌肉，唯一用到的時候就是房事做愛，用的是暗勁兒。中醫經絡理論認為大腿內側屬陰，有足太陰脾經、足厥陰肝經和足少陰腎經由下而上依次排列經過。其中肝經和腎經上行「絡陰器」，就是說這兩條經絡會影響控制男女外生殖器。大腿內側肌肉萎軟，說明氣血力量不足，無法傳導到外生殖器，男性陽痿，女性陰冷也就順理成章。更為普遍的是，除了性能力衰弱，很多男人會出現襠下潮濕糜爛，女性會出現白帶增多腐臭，俗稱「爛襠」。

對於爛襠的問題，很多人歸結為外界氣候地域問題，但是這只是外因，內因還是在於胯下襠內氣血不暢。北方人到了南方飲食氣候不適應，容易出現爛襠。對越自衛反擊作戰，解放軍戰士守在貓耳洞內，都不敢穿內褲，因為襠下皮膚潮濕，與衣服摩擦極其容易潰爛。解決問題的方法，一是調整飲食結構，增加芳香化濕的食材佐料，二是用苦寒或苦溫的燥濕中藥外洗，比如黃連、黃柏、蛇床子。最簡單的方法就是曬襠，趕上天晴有太陽的時候，張開雙腿去曬。

不是說除了騎馬就沒有其他方法鍛鍊大腿內側肌肉，仰臥在床上，屈膝練習雙腿內收和外展就是最簡單的法門。也可以買個大皮球，夾在雙腿中間做內壓動作。更為有效的方法，就是練習內家拳。

練習內家拳的第一步是鬆胯。髖關節是連接腰身和下肢的主要部位，內家拳強調「整勁兒」，意思就是人要學會把腿腳上的力量傳導到全身，這個事兒的前提就是關節鬆弛，不能較勁不能僵硬死板抵消阻擋下肢的力量。襠的轉關過節與勁力調整全在於胯的靈活程度，胯關節鬆不開，襠部就撐不圓，襠勁不會靈活，腰腿也很難相隨。胯關節的靈活訓練，則是襠勁調整層次昇華的主要手段。

內家拳對胯的要求是開胯圓襠，動作中胯關節應在放鬆的基礎上有對拉拔長之意，臀肌由會陰穴橫向分開上泛前合，同時催動胯根部的闊筋膜張肌放鬆前捲裡合，坐骨結節有爭衡、對拉、拔長和下沉之感，並使恥骨聯合腔和坐骨結節的關節縫隙擴大，運動幅度從而增大，這樣既可靈活腿腳的纏繞運動，又能促進內勁由足經腿纏至腰問；反之，能使腰勁下串，注入腳底，植地生根。

臀

Tun

36

古代審美認爲
「豐乳肥臀才是女性美」
是有道理的，
這代表生育、哺乳功能強大。
肥臀的基礎是骨盆大，
加上肌肉豐滿、隆盛，
起碼不會難產。

「臀」音屯，有些人會把它念成「殿」。臀的上面明明是殿，為什麼念屯？這是因為古人稱屁股為凥，這個字的發音為屯。乍一看，這是個象形字，描繪人坐在凳子或案几上的樣子。其實古代沒有椅子，人們習慣席地而坐，「兀」指下基，「凥」指居，合起來就是人穩穩地坐在屁股上的意思。

𡱂是凥的異體字，音、義一樣。加了「殳」就變成殿——殳是兵器，守衛在主人後邊。這和排兵布陣有關，殿位於軍隊最後，有鎮守、殿後之意（先鋒、前鋒則叫「啟」）。同時「殿」也作為建築形制來使用，高堂大廟，專指帝王辦公的場所。故宮前朝後廷，皇帝辦公的有太和殿、中和殿、保和殿以及養心殿，皇帝住的地方則叫宮，如乾清宮、坤甯宮、交泰宮等。為了襯托大殿的莊嚴高貴，一般它都被墊起來，建在須彌座上；宮則平地而起。這也符合的本意，有下基。

本來很簡單的「凥」，讓後人搞複雜了，先變成了凥，又變成了臀。在「臀」字演化的過程中也有用「骨」做底的，發音沒變，也指屁股。至於凥為什麼用「尸」做偏旁部首，有人以為和死屍有關，這種誤會完全是簡化字鬧的。漢語本就有兩個屍字：一個是尸，一個是屍。屍是死人的遺體，而尸是活人，古代祭祀時選個活人放在神位或祖宗位置上做代表，接受朝拜和供奉，一動不動，白吃白喝（於是有了「尸位素餐」一說）。後世用牌位取代了活人，這個傳統也就湮沒無聞了。《莊子・逍遙遊》中說：「夫子立而天下治，而我猶尸之。」漢字簡化以後，把屍、尸合二為一，活人、死人不分。

古人還把屁股稱為尻。有些方言還保留著古語，管屁股叫尻子、尻包兒。「尻」字不常用，因為它有些粗俗，有時用來指性行為，見周立波的《暴風驟雨》：「你尻過多少個娘們？」別以為現在人們說「靠」是網路低俗語言，其實指的是尻，古已有之。

屁股打得皮開肉綻，在古代叫臀杖，賈寶玉被他爹棒打，也是臀杖。這種打法，懲戒、羞辱的成分居多，未必真要命。棒子打到身體其他部位，不是傷筋就是動骨，再不就是出血，都是致殘要命的事兒；唯有打在屁股沒事。

古代受刑，比如梁山好漢發配到新地方，都要挨殺威棒。打不打、如何打，當然要看是否給行刑的人好處。給了錢，打得響，傷得輕，打完還有金瘡藥抹和童便喝，化解瘀血；不給錢，打得聲小、沉悶，表皮不爛卻留下內傷，分分鐘要命。據說衙役都受過專門訓練，把薄紙鋪在豆腐上用棍子打，打得豆腐爛了紙卻完好無損才算合格。打屁股基本不要命的原因是臀部肌肉豐厚。「豐乳肥臀」的「肥」，說的就是肌肉多。

屁股除了挨打，還經常挨扎。西醫中注射藥物進人體，分靜脈注射和肌肉注射兩種。小劑量的肌肉注射一般選在上肢三角肌部位，例如疫苗接種；大劑量的肌肉注射則選在屁股。很多人因為小時候肌注青黴素太多、太頻繁，導致臀部肌肉出現結節、壞死和萎縮，好端端一個屁股，變得凹凸不平。嚴重的臀部肌肉痙攣、牽扯，會影響坐臥行走。

中醫認為屁股被足太陽膀胱經（背面）和足少陽膽經（側面）覆蓋，屬陽，主熱、主動。古代審美認為「豐乳肥臀才是女性美」是有道理的，這代表生育、哺乳功能強大。肥臀的基礎是骨盆大，加上肌肉豐滿、隆盛，起碼不會難產；骨盆小、屁股肌肉瘦削的女性就相對麻煩。臨床上常見屁股瘦削的女性容易宮寒、痛經，平素屁股發涼、怕冷，出門都得帶棉墊子，不然坐在光板兒凳子上都會著涼、腹痛、腹瀉。男人屁股肌肉結實、上翹，俗稱翹臀，也是健康有力的象徵，不僅跑起來腿腳有力，在床上也有功夫。

別看屁股大，肌肉多，中醫針灸能用的穴位倒不多。原因很簡單：普遍受力不如局部集中發力，狠不如毒。屁股上常用的穴位只有一個，就是環跳穴。環跳穴是膀胱經和膽經的交會穴，人側臥，在股骨大轉子的高點與骶骨尾椎之間取穴（下面是坐骨神經），深刺之，能夠疏通膀胱經和膽經，提高腿腳供血能力，有效緩解坐骨神經痛。

骶骨
Di Gu

37

腰骶屬陽，
其上沒有豐厚肌肉和脂肪覆蓋，
最容易受風受寒，
長期保持這種習慣，
骶神經受到非創傷性損害，
會出現功能性衰退，
容易導致宮寒、痛經、月經紊亂，
進而影響子宮卵巢和
子宮附件的功能。

人有頸椎七節、胸椎十二節、腰椎五節，腰椎以下的五塊骶椎融合在一起，形成一整塊骶骨。骶骨上連腰椎，下接尾骨，與恥骨相對，左右通過骶髂關節連接髂骨，合圍形成骨盆。骶骨向盆腔一面有四對小孔叫骶前孔，向後開放的四對叫骶後孔，這些間隙，中醫稱為「髎」，孔內有神經走行。骶管裡是馬尾和終絲，也就是脊髓的終末，很多神經纖維束分別從這些間隙（骶前孔和骶後孔）發出，支配外周，控制並影響泌尿生殖系統。

骶神經一共有五對，屬於脊神經，

重要性不亞於頸、胸、腰神經。其控制範圍是肛門、會陰，男性的陰莖以及女性的陰蒂、尿道。骶骨和骶神經受損，會出現大小便失禁、性功能喪失的症狀；骶神經傳導功能發育不良或衰退，則會出現尿床和尿失禁，大便失禁或肛門括約肌鬆弛，還有性功能障礙（陽痿或性冷淡）。

很多美女愛穿低腰褲，有的還喜歡在骶骨部位刺青，平時若隱若現，一蹲下就顯露無遺，再配上丁字褲就更顯性感。這種前露臍、後露骶的著衣風格是時尚，無可厚非，但容易找病。腰骶屬陽，其上沒有豐厚肌肉和脂肪覆蓋，最容易受風受寒，長期保持這種習慣，骶神經受到非創傷性損害，會出現功能性衰退，容易導致宮寒、痛經、月經紊亂，進而影響子宮卵巢和子宮附件的功能。所以，以犧牲身心健康為代價的美都是病態的審美。

我見過的骶骨損傷的最典型病案，患者是一位瑜伽老師。她去印度進修，學會用骶骨撞牆的鍛鍊方法，說是能振奮精神，提高功力。雖然沒有導致骶骨骨折，但這種鍛鍊方法最終傷害了她的骶神經，進而影響脊髓功能。除了大小便失禁，患者還出現嚴重的抑鬱和厭食症狀，造成終身的殘疾。

中醫把骶骨稱為窮骨，即脊柱的窮盡處。《素問・瘧論》載：「其出於風府，日下一節，二十五日下至骶骨。」《醫宗金鑑・正骨心法要旨》載：「尾骶骨即尻骨也，其形上寬下窄，上承腰脊諸骨，兩旁各有四孔，名曰八髎。」八髎穴是一組穴位，有八個點，左邊四個右邊四個，分為上髎穴、次髎穴、中髎穴和下髎穴。

直立位或者俯臥位時，臀部肌肉會出現兩個明顯的凹陷位，那就是美人窩。美人窩往下的內側，就是八髎穴，恰是骶骨所在的位置。也可以找髂後上棘：把手放到腰上（平時繫腰帶的地方），稍微下探，可以找到一個圓形的骨性凸起，在它和背部中線之間的中點，就是上髎穴；四指一放，就把四個穴位都找到了。

針對骶骨的特點，選擇適當的保健、治療方法，有助於提高泌尿、排便和生殖系統的功能。按摩是首選方案。觀察覆蓋骶骨的皮膚的顏色，可以判斷臟器的功能：皮膚恍白無血色的一般偏虛寒，而局部色黑、有斑塊，多屬陰寒凝滯。撫摸皮膚，可以發現一些條索、結節，這就是阻滯氣血流通、神經傳導的障礙；疏通結節，就能改善患者的症狀。最簡單的方法是把手搓熱了放在骶骨上捂著，也可以用手摩擦骶骨位，產生溫熱效應，進而讓這種溫熱傳到盆腔。

按摩之外，適合普通人的養生方法就是艾灸。艾灸產生的溫熱陽氣通過八髎等穴位滲透到體內，可以滋養氣血，興奮神經。受過訓練的艾灸師，可以做到火頭的熱不致燙傷局部皮膚而傳導到盆腔內，這樣能快速緩解痛經，長期治療則可根治宮寒。針刺是最終解決方案，需要受過專業訓練的醫師來操作，準確針刺八髎穴及附近的小腸俞、膀胱俞等穴位，讓患者產生得氣傳導的感覺，刺激神經而不傷神經。有的針刺高手還可以用長針從骶後孔刺入，刺激骶前孔的神經，產生更強的治療效果。

很多有性冷淡症狀的人，其實是身體功能衰退導致的。性情寡淡的人，無論男女都有一個共同特徵：屁股蛋涼。有時睡了一夜可以緩解，有時睡了一夜還是冰涼。這就是典型的骶神經衰弱，中醫認為是腎陽虛。「腎司二便，腎主生殖，腎者，作強之官技巧出焉。」你指望一個屁股蛋發涼的人有性致，那是不可能的。除了服用中藥壯陽，夫妻之間睡前互相按摩、艾灸骶骨，算不上是前戲，但足以助興。

尾椎

Wei Zhui

38

很多女性患者小時候摔過屁墩兒，到了育齡期出現問題，才發現是尾椎骨畸形。這時候雖然沒有疼痛症狀，仍需要矯形，由專業醫生從肛門入手將被壓迫向內的尾椎骨推出、扶正。因此家長需注意爲學溜冰的孩子做好防護措施，尤其是女孩子。

每個人在小時候可能都想過人為什麼不長尾巴，及至成年，恐怕也沒有得到解答。我從小調皮搗蛋，時不時會露出「狐狸尾巴」，經常被老師批評，被教訓要「夾著尾巴做人」。以至於有一段時間，我對長出尾巴被人揪出的焦慮，超過因說謊而鼻子長長的小木偶皮諾丘。之後學醫行醫幾十年，我見過一些身體發育畸形的人，比如陰陽人、漏斗胸、脊椎裂孔疝等，卻只見過一例貌似有尾巴的，也就是尾椎骨比常人長一小節而已，不影響坐臥，上面也沒長毛。

骶骨下面就是尾椎骨，尾骨數目不

等，尾椎通常由三至四塊小骨頭連接而成，與骶骨構成骶、尾關節，尾骨間亦有尾間關節。究竟是人以前有尾巴後來退化成這樣，還是天生如此，我傾向於後者。尾椎骨的近端以纖維軟骨和薦骨連接，通常這個關節的活動範圍，女性比男性大，尤其在懷孕期間。尾椎本身有尾椎韌帶、大臀肌、尾椎肌、肛門括約肌以及提肛肌附著其上。男性尾椎骨的位置比坐骨粗隆低，受到撞擊時有較好的保護；女性由於骨盆腔較為寬扁，跌坐時尾椎骨相對容易挫傷。

很多人都摔過屁墩兒。如果有豐乳肥臀，屁股蛋兒上的豐厚肌肉能緩衝外力，避免尾椎骨受傷；否則就很可能造成尾椎骨折，當時會產生劇痛，臨床稱為真性尾椎痛。這種疼痛會隨著時間推移，骨裂、骨折癒合而逐漸消失。也有人會留下隱患，那就是尾椎骨畸形癒合，常見的是尾椎骨向內彎折，一則影響尾椎內神經，二則影響肛門括約肌功能，三是影響泌尿生殖功能。很多女性患者小時候摔過屁墩兒，到了育齡期出現問題，才發現是尾椎骨畸形。這時候雖然沒有疼痛症狀，仍需要矯形，由專業醫生從肛門入手將被壓迫向內的尾椎骨推出、扶正。因此家長需注意為學溜冰、溜旱冰的孩子做好防護措施，尤其是女孩子。

臨床更常見的尾椎骨疼痛是假性尾椎痛，這種疼痛來自尾椎骨以外，為反射性疼痛。尾椎有感覺神經及尾神經，當骨盆腔內生殖泌尿系統有病變時，疼痛會經由薦神經而牽涉尾椎神經，造成尾椎痛。患者常常無法正常坐著，只能臥床或站立。疼痛有時會因提肛肌壓力增加、連續咳嗽或打噴嚏而加劇。男性病患須檢查前列腺有無異常，女性病患則根據症狀做骨盆腔泌尿生殖系統檢查，由內診可以觸摸尾椎是否有疼痛或腫瘤。也可做正、側位的尾椎X光攝影檢查，排除外骨質異常。

中醫認為脊柱屬陽，由督脈貫穿；內部腦髓、脊髓屬陰，從上往下滲灌，外部督脈陽熱之氣則從下往上充盈。稍微有些中醫或道家修行常識的人，都知道打通任督二脈。任脈屬陰，從會陰向前沿腹部正中線上行，而督脈由會陰過肛門沿尾椎上行。這樣來看，貌似形體結構的末端的尾椎，反而是督脈陽氣生發的起始點，其重要性可見一斑。

這就不能不提督脈的第一個穴——長強。它也叫尾閭穴，位於肛門後緣和尾椎骨末端之間。取穴時需要胸膝臥位，也就是跪下低頭撅起屁股，這樣才能正確取穴，且治療時不至於傷害周圍組織器官。道家修行小周天時要打通的第一關就是尾閭關，並不好過。正確、適當地刺激此穴，能夠振奮陽氣，增強性功能且能持久。刺激方法分平時和戰時兩種情況。平時練功，無論是內家拳還是內丹功，都強調上提玉樓，下撮谷道。撮谷道指有意識地提起、鎖緊肛門括約肌，然後放鬆，如此循環往復，其實就是在刺激長強穴。所謂戰時，則是強烈刺激長強穴，用於急救脫陽的患者。

舊時閨女出嫁，母親要準備三件東西：一是壓箱底兒的春宮畫冊，用於性啟蒙；二是素白絲帕，墊在身下，破處落紅，以示貞潔清白；三就是一枚長針，用來針刺。古來男女授受不親，洞房花燭夜少男少女都是第一次，興奮加上一夜多次，容易造成男方脫陽，俗稱「馬上風」，即射精後出現昏厥、休克。母親會手把手教會女兒取穴和進針方法，一針下去，溫通督脈，振奮陽氣，新郎也就回神了。其實還有其他替代方法，但同樣是刺激督脈的穴位，比如掐人中、咬鼻尖（素髎穴），一來容易破相，二來也不如針刺長強穴效果好。

下體

Xia Ti

39

下體不大虛僞，
更能體現眞性情；
同時它很脆弱，
維持功能的時間段比四肢短多了。
它同時又是宣洩內心情感
（愛和恨）的主要管道，
體現著生命的意義和價值。

我們說「身」指身軀、軀幹，體指肢體、分支。人們還習慣把男性的外生殖器稱為「下體」，這是委婉的說法，表達也很確切，下體的確是身的延伸。經常會看到男性下體被踢傷、抓傷的報導，也有很多患者求醫的時候，不好意思說性器，就說下體如何。但是把女性的外生殖器也叫「下體」就不對了，因為沒有凸出延伸，不能自成一體，叫「下身」更確切一些，以身相許有其特定的含義。古代男女皆有宮刑，把男人突出的東西切掉，稱為去勢；把女性內含的子宮打成脫垂外露，稱為幽閉——這是殘暴地人為製造出一個體來。

與四肢相比，下體與身的關係更密切。四肢受意識支配，下體卻和身軀內臟腑一樣不受意識控制，受天賦本能和內在心神的指揮。它不大虛偽，更能體現真性情；同時它很脆弱，維持功能的時間段比四肢短多了。因為承擔著繁衍後代延續種族的使命，它同時又是宣洩內心情感（愛和恨）的主要管道，體現著生命的意義和價值。

睾丸本來在腹腔內，出生兩個月後，睾丸會從腰部腹膜後下降至陰囊。人碰到危險的時候，睾丸會瞬間上抽回縮到腹股溝，坐電梯突然上升或下降時、看到驚險畫面時，男人都會有這種感覺。淡定的另一種寫法是「蛋定」，大凡見過世面，經歷過風險，或者受過專業訓練的人才會這樣。江湖上盛傳的鐵襠功，練的不是下體的抗擊打能力，而是回縮睾丸空襠的能力，縮回了下體，使敵人的擊打落空，沒了標的。

臨床上有一種病叫做「陰縮」，指成年男性突然出現劇烈的腹痛，睾丸回縮到腹腔，陰莖也變小幾乎隱沒。這種病症是性交後受寒所致。射精以後全身放鬆，出汗，全身汗毛孔開放，這時候如果吹空調或者自覺乾渴，痛飲涼水或冰鎮飲料，就會發病。古人稱之為夾陰傷寒，治療的方法是用蔥白或大粒鹽塊炒熱，敷在肚臍上直到冷汗滲出，疼痛緩解，下體自然恢復。如果當時沒有趁手的藥物，可以選用少量硫磺、火硝、木炭吞服——看這成分就知道是火藥。確實有類似的醫案，醫生讓患者家屬找來炮仗，拆開了直接吃。電影、電視裡常有雲雨之後，男主角拉開冰箱喝冷飲的場面，我們可學不得。

下體的過度使用，會淘空身軀的精血。「以酒為漿，以妄為常，醉以入房，以欲竭其精，以耗散其真」，縱欲的結果，開始是下體功能的喪失，也就是陽痿。嚴重的話，那就是傷身殞命了。手淫是否有害，中醫、西醫持相反觀點，但是過度手淫肯定有害。《紅樓夢》中的賈瑞，「想著鳳姐兒不得到手，自不免有些『指頭兒告了消乏』」，說的就是手淫。到後來他手淫過度的症狀是：「心內發膨脹，口中無滋味，腳下如綿，眼中似醋，黑夜作燒，白晝常倦，下溺連精，嗽痰帶血。諸如此症，不上一年都添全了。」中國人的養生基本思想不過是「節欲嗇精」。隔行不隔理，即便不是醫生，下體出了問題，都知道應該到身軀上去找原因。

《黃帝內經》從哲學層面闡述身體的關係，下體失去功能是身軀內在臟腑出了問題：早期的陽痿是「肝氣衰，筋不能動」；後期則是「腎者主水，受五臟六腑之精而藏之，故五臟盛，乃能瀉。今五臟皆衰，筋骨解墮，天癸盡矣，故髮鬢白，身體重，行步不正，而無子耳」。西方醫學奮不顧身，頭痛醫頭，腳痛醫腳，治陽痿只關心下體。他們發明了陰莖假體植入，讓男人硬起來。後來發現整天支愣著不雅觀，又改進了技術，換成充氣式，用的時候才硬。這種科學技術把人當機器當工具，毫無人情、人性可言。

男人在兩次射精之間有一段不應期，陰莖對任何刺激都沒反應。年輕人精血充足，不應期很短，很快就能提槍上馬再戰，一夜n次都有可能。上了年紀，精血不足，不應期就會延長，有時會間隔幾個月甚至幾年。陽痿說白了是自我保護，身心疲憊，精血空虛自然就罷工。養精蓄銳，修身養性，強身健體是治療陽痿、恢復活力的正道。借助酒精、春藥繼續透支精血只能造成永久性陽痿。那些吃壯陽藥而猝死在床上的人和猝死在跑步機上的人，都是因為沒有相關知識吧。

九竅

Jiu Qiao

40

人的頭面七竅加上前陰尿道和
後陰肛門就是九竅。
當然對男人而言是這樣，
因爲男人的生殖腺通道和
尿道是合二爲一的。
女人則不然，
尿道和陰道是分開的，
所以女性應該有十竅。

人的頭面七竅加上前陰尿道和後陰肛門就是九竅。

當然對男人而言是這樣，因為男人的生殖腺通道和尿道是合二為一的。女人則不然，尿道和陰道是分開的，所以女性應該有十竅。女性在十四歲初潮前，外陰大小陰唇處於半閉合狀態。初潮以後未性交之前，由於有處女膜的保護，竅道也未完全打開。只有等到生育以後才屬於完全開竅。

《老子》言：「道生一，一生二，二生三，三生萬物。」本意是說無中生有，以及天地自然萬物的起源。從生物的進化角度來看，泌尿生殖排便的竅道能很好地詮釋這一理念。

大家都知道先有雞還是先有蛋的問題，這個問題的答案，我在前面篇章中有提過，我傾向於先有蛋。因為有恐龍蛋的時候還沒有雞。話說回來，雞的祖先和恐龍似乎沾親帶故，有種學說認為雞是翼龍進化而來。不管怎麼說，雞或者禽類是地球上出現相對較早的生物。

禽類的特點是只有一個排泄通道，被稱作泄殖孔。雞的大小便和精子或雞蛋都從這一個竅道出來。因為屎尿混合在一起排出，所以禽類的糞便都是稀溏便，一灘一灘的，中醫把人總是拉稀稱為鶩溏或鴨溏。

公雞的生殖器位於泄殖腔腹側，包括乳嘴、腺管體，陰莖和淋巴襞四部分。平時全部隱藏在泄殖腔內，性興奮時，腺管體、陰莖和淋巴襞中的淋巴管相互連通，淋巴襞勃起、淋巴液流入陰莖體內使其膨大，並在中線處形成一條加深的縱溝，位於中線前端的正中陰莖體（中央白體）也因淋巴液的流入而突出於正前方，此時整個陰莖自肛門腹側推出並插入母雞泄殖腔，進而將精子射入母雞的泄殖腔。

母雞生殖系統由卵巢和輸卵管兩大部分組成，通常只有左側的卵巢和輸卵管發育完全並且有生殖功能。輸卵管由喇叭部、膨大部、峽部、子宮部，以及陰道部等構成。受精後的母雞可以產出受精卵，進而孵化成為小雞。沒有交配的母雞也會正常排卵生出沒有受精的雞蛋。

禽類泄殖腔的存在，說明動物進化過程中性快感與排便感是存在於同一腔道的。以後物質器官和感覺的分離，但有的徹底有的就不徹底，有些動物肛門的性快感依然存在。

進化到了哺乳動物，首先分開的是糞道，肛門獨立排便。與泌尿和生殖功能分開。其進化意義在於充分發揮了結腸和直腸的存儲糞便的功能，利用微生物發酵化腐朽為神奇，為身體提供更多的營養。而禽類是沒有存便的器官和功能，只能隨時排便，無論是在站立還是飛翔中。而鳥糞沒有被在體內充分消化吸收，所以含有大量的營養物質，被視為最好的肥料。

個別情況下，有的新生兒出生後被發現沒有肛門，醫療中稱為「肛門閉鎖」，也就是俗稱的「沒屁眼兒」。小兒無肛是一種常見的先天性疾病，主要是胎兒發育不全或發育畸形造成的。一般分為先天性肛門閉鎖症和肛膜閉鎖症。肛膜閉鎖症患兒只是肛管被一層薄膜封閉，而肛門閉鎖症則沒有肛門，甚至沒有直腸。有的患兒會天性形成直腸尿道瘺，糞便通過尿道滲出排泄。相當於進化不全，糞尿合一。

多數肛門閉鎖的寶寶其他功能都健全，只是肛門沒有發育完全。只要做一個小手術，通過腹部造瘺開設排糞口，就可以恢復正常。有直腸尿道瘺的患者還需要修補縫合瘺道。如果不及時治療，寶寶的糞便無法排出，就會憋壞，甚至憋死。患者需要終生攜帶糞兜，雖然不便但是兩害相權取輕為好。

哺乳動物中的雄性的尿道和生殖道還是合二為一的。陰莖平時用來撒尿，在充血勃起時完成性交和射精功能。其內部構造的特殊性在於陰莖根部，人的尿道有兩種括約肌，其中膀胱括約肌與排尿有關，尿道膜部括約肌與射精有關。射精時，尿道膜部括約肌舒張，精液由尿道口射出，與此同時，膀胱括約肌收縮，避免尿液與精液一同排出，精液也不會進入膀胱。

臨床上常見的精尿混合不分的疾病叫做逆行射精，患者的陰莖能正常勃起，性交中有性高潮和射精動作出現，但無精液從尿道外口流出。性交後第一次尿液檢查可見尿液混濁，有大量精子和果糖，據此可診斷逆行射精。

逆行射精一般不是先天造成的，有外傷手術服藥藥物不當等外因，也有功能性的障礙。通過針刺艾灸按摩相關經絡和穴位，練習道家站樁功夫的時候總是強調撮谷道，有意識收縮放鬆會陰部，有助於緩解症狀或徹底治癒疾病。另外要養成撒尿時有意識咬緊牙關，不說話交談的習慣，有助於預防此類疾病的發生。

哺乳動物的雌性進化更加徹底，實現了糞、尿、卵的器官和功能的充分分離。從這一點上說，取亞當得肋骨造了夏娃，先有男人再有女人是有道理的。

鼠蹊
Shu Xi

41

鼠蹊就是腹股溝，
也就是大腿根兒。
那爲什麼中國人管這兒叫鼠蹊，
首先大腿根兒是隱祕、
隱私的部位，見不得人，
所以用暗中出沒、偷偷摸摸的
老鼠路徑來形容。

鼠蹊就是腹股溝，也就是大腿根兒。無論是英文還是拉丁文，腹股溝都與老鼠沒關係。只有中國人管這兒叫鼠蹊，鼠就是老鼠，蹊就是道路，獨闢蹊徑、桃李不言下自成蹊，都用這個蹊。鼠蹊就是老鼠出沒的路徑。日本人最早和荷蘭人學習西醫，但受中醫的影響還未消除，所以日語把腹股溝叫做鼠徑（そけい）。

那為什麼中國人管這兒叫鼠蹊呢？首先大腿根兒是隱祕、隱私的部位，見不得人，所以用暗中出沒、偷偷摸摸的老鼠路徑來形容。當然時代不同了，當年隱私部位現在成了公示部位，隨著比基尼、丁字褲、芭蕾裝的公然亮相或流行，大腿根兒已經不隱祕。以前扒開褲衩才能見到屁股，現在是扒開屁股才能見到褲衩兒。陰陽顛倒、牝雞司晨，老鼠也大搖大擺地過街走巷了。

其次，鼠是一種形象的比喻。小時候擼起袖子彎曲胳膊都比試過小腱子肉，不知道這是肱二頭肌，只管它叫小耗子肉。中醫把皮下腫大的淋巴結稱為鼠。《黃帝內經》的〈靈樞・寒熱〉篇中黃帝問：「寒熱瘰鬁在於頸腋者，皆何氣使生？岐伯曰：此皆鼠瘺寒熱之毒氣也，留於脈而不去者也。」張綱《中醫百病名源考・鼠》云：「鼠，亦作癙，瘰鬁既已潰破者之名。瘰鬁既潰為瘺瘡而古人稱之為鼠者，蓋以鼠之為物，尖喙利齒，好齧善穿，而瘺瘡為病之此伏彼起之潰破狀，本一猶此鼠所穿之窠穴，塞其此而復穿其彼也。」

人的頸部頷下、腋下和腹股溝有很多淋巴結，這些淋巴結都是人體免疫系統的的重要組織器官，一旦與之相關的人體組織出現細菌病毒的感染，這些淋巴結就會及時代償工作，吞噬細菌病毒，自身也會變得腫硬增大。這些淋巴結腫大以後如同一個個小耗子臥在皮下，中醫把此類淋巴結炎症稱為瘰鬁或鼠瘡，出現破潰的稱為鼠瘺。

腹股溝是小腹和大腿的交界，其內在支撐是靠股骨頭和骨盆，周圍包裹覆蓋著肌腱和肌肉血管、神經，由腹後壁到下肢的主要血管、股神經等都通過此處。股動脈和股靜脈是兩條最大的供血回血通路，負責下肢血液的供給和回流。腹股溝部有深、淺的淋巴結群，為下肢、腹壁下部淺層及外生殖器等的淋巴管所匯集和經過的地方，因此上述各部分有炎症時，常波及這些淋巴結群。當淋巴結腫大連成串的時候，腹股溝就會被堵塞，鼠蹊也就不通了。

最常見的感染是會陰和外生殖器的濕疹，俗稱爛襠。原因多由悶熱、出汗，得不到及時沖洗等清潔處理，長時間高熱、潮濕、褲子不透氣、缺乏蔬菜維生素的情況下會引發此病。患者局部可出現潮濕、發紅，甚至潰爛、滲出，患者局部疼痛難忍，偶伴騷癢。爛襠病在南方叢林，比如戰鬥前沿、抗災前線、修路等容易發病，發病率很高，且傳染速度快。爛襠的患者同時伴有鼠蹊淋巴結的腫大，變硬疼痛，甚至影響行走。

從預防的角度，應注意會陰部通風，避免穿緊身褲衩或乾脆不穿。有汗時，應馬上洗擦乾淨；一旦出現局部潮紅、疼痛，應暴露患部，溫水清洗、沾擦乾淨、晾乾，而後鋪搽痱子粉或爽身粉，即能明顯止痛止癢。從飲食上要忌口，不吃或少吃油膩、肥厚、甜食牛奶和水果，多吃辛香飯菜、蔬菜和飯焦。尤其推薦薏米和赤小豆，以達到芳香化濕和淡滲利濕的效果。

從治療上講，首先要盡可能利用有陽光的時機，去晾曬自己的襠部，把隱祕的鼠蹊部暴露在陽光下，俗稱曬襠。中醫認為濕為陰邪，濕性下流，容易積聚在下肢腿腳和會陰部位。所以用壯陽溫化的方法最能除濕。如果陰雨綿綿沒有太陽，那就要用一些陽性的藥物，內服或外用。內服可以選用平胃散或藿香正氣水。外用可以將中藥蛇床子煮熟搗爛外敷在鼠蹊會陰部，蛇床子就是後來著名的潔爾陰洗液的主要成分。注意不要用熱水刺激皮膚，更不能用含激素類的西藥。

導致鼠蹊淋巴增大、腫硬更常見的原因是癆病和性病，中醫稱之為馬刀、挾癭。《靈樞・癰疽》云：「發於腋下赤堅者，名曰米疽。……其癰堅而不潰者，為馬刀挾癭，急治之。」《金匱要略・血痹虛勞病脈證》云：「人年五六十，其病脈大者，痹俠背行，若腸鳴，馬刀俠癭者，皆為勞得之。」又云：「夫馬刀夾癭，足陽明之症也。」

古代的癆病相當於現代的結核病，內在的虛損加上外來的結核桿菌的侵蝕導致發病。性病也是如此，過度的消耗、透支腎精是內因，生殖器的磨損破潰加性傳播的病毒細菌的侵蝕是外因，裡應外合導致發病。在過去這種結核病和花柳病基本上都是不治之症，現在抗菌素能對某些細菌感染疾病有效，但是對病毒一籌莫展，對自身免疫系統崩潰的愛滋病更是毫無辦法。所以還是潔身自好、養精蓄銳，讓鼠蹊歸於隱祕安靜為好。

股
Gu

42

關於「頭懸樑、錐刺股」故事，很多人認爲蘇秦是用錐子扎自己的屁股。大腿是股，屁股是臀，離得很近，但不是同一件事。

股的字形從篆書到現在沒啥變化，左邊月字指肉體，右邊是殳，音同書。殳是古代的兵器，長木杆頭上有個金屬或石頭做的箍頭，其實就是個長把錘子。冷兵器時代，刀槍劍戟穿甲，殳錘棒鐧破胄，十八般武器各有各的用途。評書裡說的李元霸、岳雲的大錘，都是極度誇張的「殳」。古人把連接身軀髖關節和膝關節的這一段叫做「股」，內在的一根骨頭叫做股骨，包裹在外的肌肉、神經、血管和皮膚統稱股肉。這段骨頭相當於「殳」的木杆，起支撐作用，活動幅度有限。由它延伸出的小腿和腳相當於箍頭，因為骨頭和關節增多，就變得相當靈活。

關於「頭懸樑、錐刺股」故事，很多人認為蘇秦是用錐子扎自己的屁股。大腿是股，屁股是臀，離得很近，但不是同一件事。親測一下，扭著胳膊用錐子扎屁股還是不太方便，比起直接扎大腿面和大腿側面困難多了。二十四孝故事裡的「割股療親」，說的是父母病了，做兒女的割下大腿上的肉煮到藥裡，治病有奇效。中國從古至今盛行道德裝逼文化，演繹到極致就是以滅絕人性的行為標榜自己道德高尚，佔領了制高點就可以藐視一切。

近代一些比凶鬥狠的故事，也和大腿有關。民國時天津衛黑幫火併爭地盤，各選一個青皮，一腳踩在凳子上，拿一塊燒紅的火炭放在大腿面上，誰先撐不住誰就滾蛋。還有舊上海混賭場的賭徒，輸光了急紅眼自己割下大腿上的肉，押給賭場老闆要賭資。碰上這路貨，一般賭場都是乖乖給錢打發走人。為什麼總是刺股、燒股、割股？原因很簡單，一是大腿肌肉豐厚，二是容易自己下手。大腿受創傷以後容易癒合，癒合以後即便結痂、留疤，出現揪扯拘攣，也不大影響大腿功能。

股骨與骨盆結合形成髖關節，股骨的頂端就是股骨頭。現在股骨頭壞死的發病率越來越高，發病年齡越來越低。造成股骨頭壞死的小部分原因是股骨頸骨折以後沒有正常癒合，這種情況以老年人居多。歲數大了最怕摔跤，摔斷骨頭不易癒合，尤其是股骨頭。青少年骨折容易癒合，因為腎精充足，生長發育勢頭強勁。老年人腎精枯竭，腎主骨生髓，預後就差一些。

臨床上罹患股骨頭壞死的大部分病例並不是老年人，而是青壯年，原因也不是外源性的創傷骨折，而是內在的骨質糟朽。致病的主要原因就是慢性酒精中毒和濫用激素。我在〈身體〉一文中講過，身是身軀、軀幹，體是分支肢體。動物和人都會在緊急的時候捨車保帥，犧牲肢體來保障軀幹。股骨頭壞死其實是人體謀求自保而捨棄肢體的反應，因為精血匱乏，已經不足以維持供應全部身體的需要。

那麼精血為什麼不夠用了？現代人不是營養不良，而是透支過度。《黃帝內經》論述「年半百而動作皆衰」的原因，說這些人「以酒為漿，以妄為常，醉以入房，以欲竭其精，以耗散其真，不知持滿，不時禦神」。這話現在也不過時，時代變遷，人性沒變，酗酒、縱欲、日息夜作都是違反自然天道、透支腎精的行為。

比起酒精，透支精血的更大原因是濫用激素，消耗腎精骨髓。當年治療「非典」用所謂衝擊療法，就是密集、長期使用超大劑量激素，效果平平，命大的勉強活下來，也落下個終生殘疾。在農村，濫用激素的問題更為普遍。小小的感冒，以前人們使用非藥物療法（刮痧、放血、拔罐）退燒，現在基本都是打針、輸液，抗生素加激素，退燒快。前提是以透支生命的潛能為代價，留下長期隱患。

股骨上肌肉豐厚，肌腱附著在關節上，給身體活動以強有力的支持。有些患有肌肉萎縮病的患者會出現大腿肌肉萎縮、塌陷，造成站立行走困難，膝蓋打軟，甚至蛇形搖擺、站立不穩等問題。針刺、艾灸加上服用中藥，能幫助肌肉成長，改善提高股肌肉的功能。位於股四頭肌膝蓋上方內外側的梁丘和血海穴是常用穴位。

十年前流行的敲膽經療法，就是自己敲打大腿兩側的肌肉。這裡是足少陽膽經循行的部位，人自然站立，雙手下垂緊貼褲縫，中指末端就是風市穴。敲打這段經絡或按壓這個穴位，能有效提高睡眠品質，改善過敏和肥胖的症狀。

膝

xi

43

很多美女要風度不要溫度，
無論春夏秋冬都是裙裝打扮，
年輕時不以爲意，
步入中年就慢慢會出現骨關節病。

古文的膝字並不是「月」字邊，而是「卩」字邊，音義同「節」，正確的寫法應該是厀。據《說文解字注》：「脛頭卩也。厀者在脛之首，股與腳閒之卩也，故從卩。桼聲。息七切。俗作膝。」桼本意就是油漆，是樹木上滲出的脂液，一般多由樹木枝節、凸起處滲出。

無論從時空哪個角度，節都代表節制、停頓、蓄積、轉換。陽曆有二十四節氣，其實是八節，專指大的天氣變換乖點，包括四立：立春、立夏、立秋、立冬和二分：春分、秋分和二至：冬至和夏至。很多植物也有節，比如竹子和玉米，夏天炎熱雨水豐沛，在安靜的夜晚，都能聽到植物生長拔節的聲音。植物的節還有保持階段柔韌、抵禦外力預防夭折的作用。

動物的關節不僅於此，還得滿足運動的需要，屈伸扭轉。有趣的是，禽鳥的膝關節和哺乳動物的膝關節正好相反，比如雞的膝蓋是向後的，可以向前彎曲，滿足前行和刨食兒的需要。而人的膝蓋是衝前的，只能向後彎曲。所以扮演模仿動物的時候，如果扮演禽鳥，只能反穿雞的衣服頭飾，把雞嘴戴在後腦勺上，倒著走路，這樣才像。

膝上連股骨，下接脛骨和腓骨。膝關節的組成主要是籽骨（髕骨）、軟骨（半月板）、脂肪墊、肌腱韌帶、血管神經和包裹膝蓋的皮膚，當然不能忽略的還有關節腔內的潤滑液。雖然大多數人沒有學過解剖，但是都啃過骨頭，加上對自身的瞭解，不難發現膝關節的結構特點是骨多肉少、筋多脈少、皮薄脂少。結構決定了它的功能，主受力、活動、屈伸，也決定了其發病特點：局部溫度低，不耐暴力特別是旋轉，容易受寒聚邪氣，進而影響其功能並導致結構形狀改變。

臨床常見的膝關節損傷是除了髕骨就是半月板和韌帶。半月板有兩塊，由纖維軟骨板構成，分別墊在脛骨內、外側髁關節面上，內側半月板：呈「C」字形，外側半月板：呈「O」字形。半月板是軟骨，有加深關節窩，緩衝震動和保護膝關節的功能。

轉過螺絲的人都知道，在螺釘和螺母之間需要有個墊圈，墊圈可以是鐵片、鋼絲或者是膠皮，沒有墊圈做緩衝，固定很難嚴絲合縫，經過不長的時間，即便堅硬如鋼鐵也會很快磨損。半月板的功能即在於穩定膝關節，傳布膝關節負荷力，促進關節內營養。正是由於半月板所起到的穩定載荷作用，才保證了膝關節長年負重運動而不致損傷。

半月板介於股骨髁與脛骨之間，就像是緩衝器，保護了二者關節面，吸收向下傳達的震盪，尤其是在過度屈曲或伸直時，此作用更明顯。當從高處跳下時，膝部承受了身體重力作用所帶來的相當大的力，但股骨髁與脛骨平臺的軟骨並沒有受到損傷，是因為半月板的存在，將此力分散至整個膝關節同時承受，而不僅局限於股骨髁接觸脛骨平臺上的一個局限點。此外，半月板可以防止股骨發生移位，因為半月板的楔狀形體可以彌補股骨髁與脛骨平臺間的不相稱，將圓形的股骨髁與脛骨平臺之周圍死腔充填，從而增加了膝關節的穩定性，並能防止關節囊及滑膜組織進入關節面之間。半月板的營養一方面由血管供應，更主要的是由脛骨骨髓滲出滋養，這樣半月板才能保持柔韌。隨著年齡的增長，體液的減少枯竭，半月板也會變得乾脆，年老的人或身體衰弱的人，即便負重受力不是很大，也會造成半月板的損傷。同時損傷後不易修復，同時關節內潤滑液也會減少，關節面變得粗糙，磨損加重，造成更深的損害。

膝蓋有四條主要韌帶，前後交叉韌帶，位於關節腔內，分別附著於股骨內，側髁與脛骨髁間隆起，作用是防止股骨和脛骨前後移位。腓側副韌帶，位於膝關節外側稍後方，從外側加固和限制膝關節過伸。脛側副韌帶，位於膝關節的內側偏後方，作用是從內側加固和限制膝關節過伸。髕韌帶位於膝關節的前方，為股四頭肌腱延續部分。作用是從前方加固和限制膝關節過度屈。外來暴力和過度負重、長久屈伸、不當旋轉都會損傷韌帶。

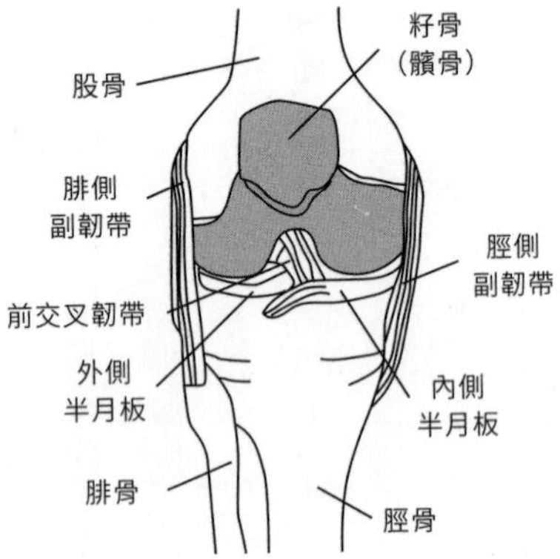

半月板和韌帶損傷患者以搬運工、足球與籃球運動員、礦山坑道工和部隊士兵較多見，在強體力勞動或運動時，易於受損。另外當做旋轉急停的動作時，膝關節半屈曲，足與小腿固定，大腿與軀幹受到自體的慣性力或側方撞擊力，半月板和韌帶最容易出現破裂。這經常發生在武術和體操運動員身上。

中醫認為，腎主骨生髓，肝藏血主筋。所以膝關節的問題在避免外力損傷的同時，治病求本找內因的話應該從調養肝腎功能入手。觀察膝蓋的顏色，是中醫診斷要素之一。臨床上常見大人和孩子膝蓋皮膚顏色發黑，有的同時伴有肘部皮膚粗糙顏色發黑。這是腎陽不足，陰寒內停的表現，嚴重的會影響心臟的功能。

從保健角度而言，腎精主骨生髓，滋養膝關節內的筋骨，耗散腎精，好色房勞過度的人經常會出現腰膝痠軟、頭暈眼花等症狀。年老腎氣衰弱的人，經常會出現膝蓋打軟的現象。這種情況在戒色涵養腎精的同時，需要服用滋補肝腎的藥物，強筋壯骨。

最重要的是膝蓋保暖的問題，很多美女要風度不要溫度，無論春夏秋冬都是裙裝打扮，年輕時不以為意，步入中年就慢慢會出現骨關節病。「積寒留舍，榮衛不居，肉卷筋縮，肋肘不得伸，內爲骨痺，外爲不仁，命曰不足。」膝關節受寒凝滯一則影響運動，再則每逢天陰下雨下雪，膝蓋就會提前疼痛，成了天氣預報員。國外很多老年婦女都深受其害，我們現在也在逐漸趕上人家。

中醫治療膝關節疾患，有很多方法，不止服藥敷藥。古代有熱敷的方法，古稱貞，「山民以燃骨膏赤，熨谿谷之域。」就是把鹽炒熱包起來熨燙膝關節，平時戴個用熱性中藥做的護膝也管用。

膝關節周圍有很多重要的穴位，特別是谿谷穴：「谿谷者，營給筋骨節結，推陳更新者也。」具體而言，「谿者，循諸肌理者也。谷者，儲氣潤節，利乎行止者也。」針刺或艾灸這些谿谷穴，不僅有利於膝關節本身的康復，還能調整全身的氣血。常用的穴位有犢鼻穴、膝眼穴、膝上血海梁丘穴，膝下的足三里和陰陵泉陽陵泉穴。

臏 Bin

44

人到中年，
「年半百而動作皆衰」，
其中主要表現就是
腿腳不利索了，
這和膝關節有很大關係。
其中最常見的就是臏骨軟化，
年輕健康的人肌腱硬化成骨頭，
而年老病弱的人
骨頭會變軟磨損。

臏和髕的發音都是四聲，兩個字只是偏旁部首不同，一個是肉，一個是骨，現在的音義完全一樣。秦以前都用臏字，李斯統一小篆，改用了骨字邊的髕。其實兩個字含義區別還是挺大的，比如說歷史上著名的軍事家孫臏，你就不能讓人家簽名改成孫髕。

臏和髕作名詞都是指膝蓋骨，也就是髕骨、臏骨。有些地方稱之為「玻璃蓋兒」、「鳳梨蓋」。這塊圓圓的骨頭其實是由肌肉肌腱長期受力演化而來，所以漢字臏變成髕，肉字邊變成骨字邊不是巧合而是有內在道理的。醫學上把這種肌腱硬化形成的骨頭稱之為「籽骨」，而膝蓋骨就是人體中最大的籽骨。

籽骨位於肌肉止點處腱與骨之間，是由肌腱骨化形成的，能夠改變肌腱抵止的角度，加大肌肉的力壁，增大肌肉拉力。籽骨的出現可以強化肌腱，避免在運動或重體力勞動過程中出現肌腱磨損，是一種人體自我保護功能。除了膝蓋骨，其他部位的籽骨是不恆定的，有的人有，有的人沒有，一般而言，從事體力勞動或體育運動的人較多會長籽骨，多位於足底，肌腱通過關節的附近。一般多發生於足部第一蹠骨頭端處。

臏骨由股四頭肌肌腱骨化而成，借韌帶牽持與股骨下端、脛骨上端構成膝關節。臏骨位於股骨下端前面，在股四頭肌腱內，上寬下尖，前面粗糙，後面為關節面，與股骨臏面相關節。可以在體表捫及。

人到中年，「年半百而動作皆衰」，其中主要表現就是腿腳不利索了，這和膝關節有很大關係。其中最常見的就是髕骨軟化，年輕健康的人肌腱硬化成骨頭，而年老病弱的人骨頭會變軟磨損。髕骨軟化症的症狀主要出現在半蹲位時，以步行上下樓梯特別是下樓時膝蓋疼痛更厲害。隨著病情發展，軟骨出現纖維化及滑膜發生炎症時，會因髕骨面的不平整，使膝關節突然卡死了不能屈伸（即交鎖症狀）。中西醫都認為這是髕骨的軟骨損傷引起的退行性變化，包括軟骨的腫脹、碎裂、脫落和腐蝕等病變而產生的一系列症狀。最後股骨與髕骨相對應的關節面也發生同樣的變化，並逐漸形成髕股關節的反應性增生，後期將形成骨性關節炎。

究其原因，除了年齡和體質的因素外，絕大多數是不適當的、長期或劇烈運動造成的損傷。臨床上的病歷不勝枚舉，患者大多是意志堅定的健身愛好者。最好發的人群有登山愛好者，尤其是不走緩坡堅持走臺階的人；中華武術愛好者，堅持馬步蹲襠架勢站樁而且時間很長的人；打太極拳閃展騰挪、躍起落地急停的人。在健身房練習槓鈴，負重很大不停蹲起的人；中長跑愛好者，人到中年動不動就來個全馬半馬的人等等。總之，把一個力量傳導轉換的關節變成了完全受力摩擦的軸承，假以時日，不磨損才怪。我見過臏骨幾乎磨光還打著封閉堅持鍛鍊的人，真是不作不會死的典型。

臏骨另外一種常見病就是臏骨骨折。年輕人出現臏骨骨折一般以外因為主，摔打磕碰力度較大，角度又合適即會出現骨折，輕的出現骨裂，重的就會四分五裂，當然周圍的肌肉肌腱血管神經也不會倖免。歷史上就有一個「舉鼎絕臏」典故，有人因此而送命。話說在戰國時期，秦國逐漸崛起，由公而稱王，傳到了秦武王嬴蕩手裡。此人孔武有力，名字淫蕩卻不好色。他喜歡角鬥，爭強好勝，同氣相求，他看上的都是大力士，任鄙、烏獲、孟說等人均被他任命為達官顯宦，他們之間經常進行決鬥比賽，估計是驕橫慣了，被拍馬屁當真了。某日秦武王來到東周洛陽，看見大禹留下的九鼎，就與孟說打賭誰能舉起殿前的大鼎，孟說不行。秦武王親自舉鼎，結果絕臏而死，享年二十七歲。後世把絕臏有的翻譯成砸斷膝蓋骨，有的翻譯成砸斷脛骨。其實他們都沒理解「絕」的含義，古人把筋骨俱斷稱為「絕」，所以絕臏也就是把膝蓋砸了個稀巴爛。

老年人的髕骨骨折有外力的因素，但是年老氣血衰弱、骨質疏鬆是內在主要因素。所以看似不經意的磕碰就會造成髕骨骨裂或多處骨折。很多老年人在磕碰後不以為意，因為髕骨骨折暫時不影響活動，直到膝關節腫脹，疼痛持續加重才引起重視。髕骨骨折後根據情況，需要固定或半固定髕骨，配合中藥外敷內服，總得需要三個月才能痊癒。

臏和髕的最大不同是，臏在古代還做動詞用，專指剔除髕骨刑罰。髕骨被摘除後，雖然腿腳還在，但是人失去了行走的能力。再狠一點叫做臏辟或臏腳，就是膝蓋以下全砍了。著名的軍事家孫臏是孫武的後代，被同門師兄龐涓陷害受了臏刑，被剜去了膝蓋骨。後來含垢忍辱裝瘋賣傻出逃到齊國，幫田忌賽馬一舉成名，經圍魏救趙，桂陵之戰，馬陵之戰報仇雪恨。繼祖上《孫子兵法》後寫出《孫臏兵法》，以殘疾自名，搞得人們都不知道他的本名孫伯靈。

膕 Guo

45

臨床上我們發現膕窩反凸的患者一般都伴有腰肌勞損，嚴重的伴有腰椎間盤突出症。其中最典型的是穿高跟鞋的女士，足跟踮起，小腿緊繃，委中大筋凸起，乍看挺胸抬頭、翹臀直腰，長久以後都會落下生殖系統和腰腿的毛病。

膝蓋向前突出，後面的凹陷就是膕，屈膝彎腿的時候更明顯，俗稱腿窩或膝彎。

膕窩主要由筋、骨、肌肉、血管和神經合圍而成，不僅關係到局部膝關節活動，而且關係到全身特別是臀和腰腿的功能。以前講過凡是窩的地方都容易窩藏邪氣，比如腋窩、肘窩、心口窩，膕窩也不例外。在《黃帝內經》的〈靈樞．邪客〉篇中有：「腎有邪，其氣留於兩膕。」的說法。因此膕窩在中醫診斷和治療中扮演重要的角色。

簡單來講，人體的組織器官各有自身的陰陽屬性和位置、形狀，如果不符合屬性或改變了性狀，那就是病態。比如膕窩應該是凹陷的，內在的皮膚、肌肉、血管、神經、淋巴等組織應該是柔軟的，反之如果膕窩變得凸起和堅硬，那就是由陰轉陽，如同牝雞司晨，表明不僅是膝關節本身，而且相關的膀胱和腎等器官以及腰腿都出了問題。

所以在練習內家拳的樁功的時候，要求就是雙膝微曲，體會蓄勢待發、躍躍欲試的那種感覺。這時候，大腿和小腿肌肉會略微緊張發力，而膕窩相對放鬆，這樣做不僅不會傷害膝關節，反而能促進膕窩局部氣血周流。與之相反有兩個極端的不良站姿，一種是採取馬步蹲襠或深蹲的姿勢，這會傷到前面的膝關節髕骨韌帶。另外一種是直挺挺站立的軍姿，這會使膕窩內股骨、肌腱和腓腸肌肌腱僵硬緊繃，膕窩反凸，進而影響腰腿和泌尿生殖系統功能。

臨床上我們發現，膕窩反凸的患者一般都伴有腰肌勞損，嚴重的伴有腰椎間盤突出症。這是一種代償反應，在腰肌不受力的時候，膕窩的肌腱分擔受力來完成特定動作。一般好發於重體力勞動者，也有一次腰部受傷後未痊癒，而習慣持續替代受力者。還有就是長期行走坐臥姿勢不良的人，習慣坐軟沙發睡軟床的人。最典型的是穿高跟鞋的女士，足跟踮起，小腿緊綳，委中大筋凸起，乍看挺胸抬頭、翹臀直腰，長久以後都會落下生殖系統和腰腿的毛病。

還有一種情況就是在膕窩長出異物，最常見的膕窩囊腫系膨脹的腓腸肌、半膜肌肌腱滑囊，該滑囊經常與後關節囊相通，臨床上多見於中年以上人群，且男性多於女性。囊腫導致機械性伸膝和屈膝受限，疼痛較輕，緊張膨脹感明顯。其發病原因以驟然發力不當、外傷、浸水受寒居多，筋縮團聚，有的連帶血管，形成蚯蚓狀的靜脈曲張。這種囊腫包裹嚴密邊界清晰，內容物腐穢臭惡如同豆腐渣，可以手術剝離切除。

中醫一般採取針刺、艾灸、點穴、按摩的方法調節膕窩的氣血流通，達到調整全身氣血的目的。確切地說膕窩正中有委中穴、外側有委陽穴、內側有陰谷穴，都是人體的大穴，中醫稱之為合穴。所謂合穴就是在週期關節附近，經絡氣血彙聚的地方，真氣充盈也可能邪氣充盈，針刺艾灸合穴，專治腑病。

委中穴位於人體的膕橫紋中點，上當股二頭肌腱與半腱肌肌腱的中間；下在腓腸肌內、外頭之間。委中穴後布有股後皮神經，深層有脛神經和膕動脈、膕靜脈。淺刺委中穴，刺激的是足太陽膀胱經，古針灸家有「腰背委中求」之語，是指凡腰背部病症都可取委中治療，臨床上常用於治療下肢痿弱、偏枯、痠楚、腫痛，小腿拘急痙攣等症。急性腰扭傷所致的腰痛，常為跌撲、閃挫，損傷筋脈所致，氣血凝滯不通而作痛。委中穴可疏通太陽經氣，泄臟腑之裡熱。

委中是足太陽膀胱經之合穴，足太陽經為少氣多血之經，委中是刺血較為理想的穴位，故《針灸大成》稱為血郤。刺委中血郗浮絡出血治療急性腰痛，〈素問・刺腰痛〉篇曰：「足太陽脈令人腰痛，引項脊尻背如重狀，刺其郤中太陽正經出血」。

深刺委中穴，刺激的是足少陰腎經。刺絡出血可治傷暑、霍亂、吐瀉；清熱瀉火、引火下行、涼血止血而止鼻衄。點刺拔罐出血；又能泄血分之熱邪，清熱利濕除風疹；疏陽邪火毒，除血分積熱，解毒祛痰療疔瘡、且能舒筋活血止痹痛。

委中穴的外側是委陽穴，在膝部，膕橫紋上股二頭肌腱的內側緣。委陽穴與委中穴同屬於足太陽膀胱經，所以同樣能治療腹滿，小便不利和腰脊強痛，腿足攣痛。另外委陽穴屬於手少陽三焦經的下合穴，能兼顧治療消化問題。《靈樞經》：「三焦病者，腹氣滿，小腹尤堅不得小便，窘急，溢則水留，即為脹，候在足太陽之外大絡，大絡在太陽少陽之間，亦見於脈，取委陽。」

委中穴的內側是陰谷穴，它位於膕窩內側，屈膝時，當半腱肌肌腱與半膜肌肌腱之間。它是足少陰腎經的合穴，主治泌尿和生殖系統的疾患，比如男子的陽痿早洩、陰囊濕疹，前列腺增生肥大囊腫和腎結石；女士的陰道騷癢、白帶漏下等等。同時還能調節精神類疾患，比如躁狂和抑鬱。《甲乙經》介紹陰谷主治範圍包括：「狂癲，脊內廉痛，溺難，陰痿不用，少腹急引陰及腳內廉。」

從自我保健角度來講，除了避免直立和深蹲傷害膝蓋和膕窩以外，經常按揉膕窩，尤其是三個主要穴位，鬆解拘攣結節。局部拍打出痧，都是排除窩藏邪氣的有效方法。

足太陽膀胱經圖

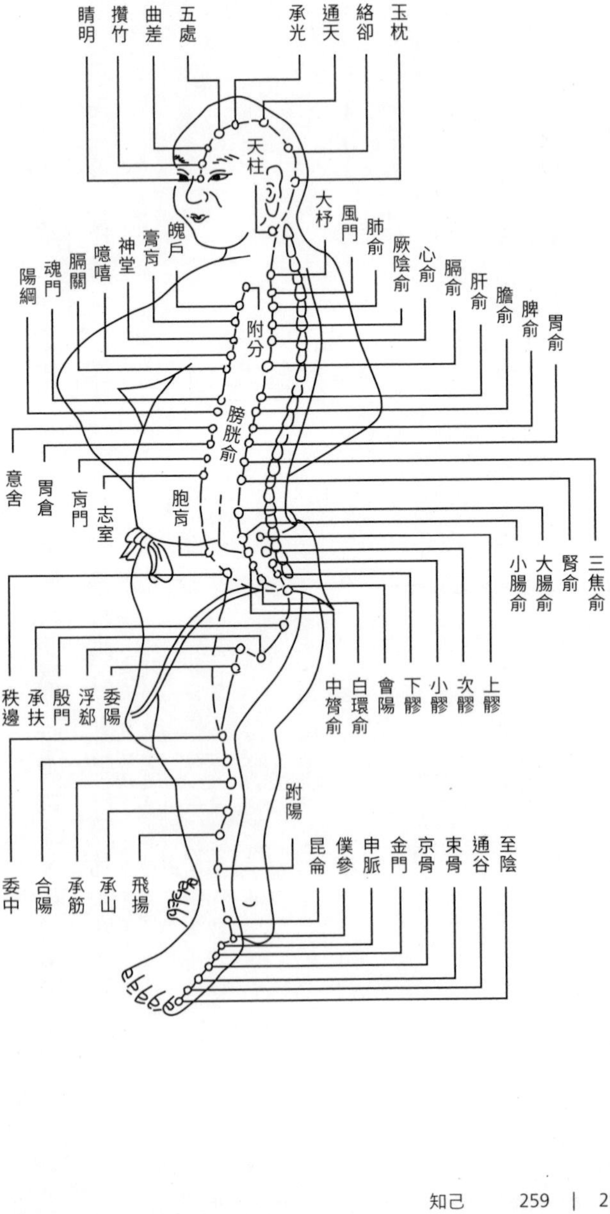

睛明
攢竹
曲差
五處
承光
通天
絡卻
玉枕
天柱
大杼
風門
肺俞
厥陰俞
心俞
膈俞
肝俞
膽俞
脾俞
胃俞
魄戶
膏肓
神堂
譩譆
膈關
魂門
陽綱
附分
膀胱俞
意舍
胃倉
肓門
志室
胞肓
三焦俞
腎俞
大腸俞
小腸俞
上髎
次髎
小髎
下髎
會陽
白環俞
中膂俞
委陽
浮郄
殷門
承扶
秩邊
委中
合陽
承筋
承山
飛揚
跗陽
昆侖
僕參
申脈
金門
京骨
束骨
通谷
至陰

脛
Jing

46

脛骨前面突出，
內側沒有肌肉覆蓋，
磕碰以後沒有緩衝，
會產生劇烈疼痛，
相信每個人都有過
類似的經歷和遭遇。
所以打架、比武、搏擊的時候，
脛骨經常會成爲被攻擊的目標，
人因腿痛而失去支撐，
自然也就落敗了。

小腿有兩根骨頭，正面粗的叫脛骨，側面細的叫腓骨。脛骨俗稱迎面骨，古稱骭骨、成骨。因為脛骨前面突出，內側沒有肌肉覆蓋，磕碰以後沒有緩衝，會產生劇烈疼痛，相信每個人都有過類似的經歷和遭遇。所以打架、比武、搏擊的時候，脛骨經常會成為被攻擊的目標，人因腿痛而失去支撐，自然也就落敗了。足球比賽，場上隊員都穿長襪，而長襪裡面各塞有一塊長條的護腿板貼在脛骨面上，目的也是為了避免在激烈的拚搶、碰撞、鏟斷中傷及脛骨。

脛和頸字體相似，因為繁體字的巠

有拐彎兒，這表示脛骨和頸椎都不是直的，而是有曲度。從力學結構上講，有曲度則有彈性，更受力同時減輕衝擊磨損。任誰的脛骨也不是直直一根棍兒，多少都有些側彎。

很多人把常見的O型腿和X形腿當成脛骨的問題，其實不然，這主要與膝關節變形有關。O型腿俗稱羅圈腿，醫學上稱之為膝內翻，走路呈內八字。X型腿，醫學上稱膝外翻，走路呈外八字。當人併攏雙足、完全放鬆雙腿直立時，大腿中段、膝關節、小腿中段、腳踝處應有四個接觸點。相應的膝關節上下方，則有兩個菱形的縫隙。而O型腿的人，大腿之間、小腿之間、膝關節之間則形成了一個聯繫的大縫隙，猶如O的形狀。而X型腿的人，雙膝併攏以後，兩個腳踝外展無法接觸。

造成兩種畸形腿的主要原因是遺傳和營養不良，外因是外傷和長久不良的姿勢。西醫歸咎於佝僂病和軟骨發育不良病，在治療上採取器械和手術矯形。

中醫則認為這是骨骼骨髓系統的問題，與先天之本腎虛有關。很多人早在嬰幼兒期間就會出現問題，中醫稱之為「五遲」、「五軟」。五遲是指立遲、行遲、語遲、發遲、齒遲；五軟是指頭項軟、口軟、手軟、足軟、肌肉軟。五遲以發育遲緩為特徵，五軟以痿軟無力為主症，兩者既可單獨出現，也常互為並見。《張氏醫通・嬰兒門》指出其病因是「皆胎弱也，良由父母精血不足，腎氣虛弱，不能榮養而然」。中醫的早期預防從優生優育，提高父母素質，保障先天稟賦著手。在治療上，以調理脾胃，提高消化吸收功能，並使用補腎壯骨，添精益髓的藥物和食物。

脛骨的發育和生長與腎和骨髓有密切的關係。換言之，腎精流失過度，首要變現就在脛骨。遺精、滑精、手淫、房勞過度的人，最初的表現就是脛痠眩冒、頭暈耳鳴。脛痠就是自覺脛骨痠困，注意不是小腿肚子肌肉發痠，而是骨髓空虛痠困，很多人進而演化為不安腿，沒著沒落，不知所措。有人通過不停地抖腿來緩解痠困。眩冒是指眼前發黑和頭目如蒙蔽。

關於脛骨和骨髓還有個歷史故事。據北魏酈道元《水經注》記載：「老人晨將渡水，而呻吟難濟。紂問其故？左右曰：『老者髓不實，故畏寒也。』紂乃於此斮（音同酌，斬斷之意）脛而視髓也。」說的是三千年前某個初冬的早晨歷史上著名的暴君商紂王看到一老夫涉水過河，不斷呻吟，步履艱難。紂王聽了感到很奇怪，便對身邊的大臣們說：「老漢為什麼不斷呻吟難涉呢？」大臣說：「因為老漢的骨髓不滿，清早天氣冷，涉水更冷，所以呻吟難涉。」紂王不信，就命武士下樓將老人抓去，當面將老人的脛骨砍斷而視髓。

據說當時紂王還在寵妃妖姬妲己的慫恿下，找來另一名青壯年涉水，見他果然不畏寒冷。作為對比參照，紂王下令同樣砍斷青年的脛骨，拿來和老人的腿骨比較骨髓充盈程度。來驗證大臣的分析判斷了。

紂王當年定都朝歌，位於河南省北部淇縣，老人涉水的河本名肥泉河就在城郊，由於紂王這個殘暴的故事，這條河改名為折脛河，經常被人憑弔。紂王和妲己還有一則殘暴的行徑，就是當場剖開孕婦的肚子，來驗證兩人對胎兒性別的判斷。商湯建國初期，宰相伊尹就告誡商王太甲「自作孽不可活」，可惜到了商朝末期，無人能救只能自取滅亡了。

中醫認為人體重要的幾條經絡都從脛骨經過，因此熟悉並掌握脛骨結構對準確定位經絡腧穴有重要的意義。脛骨前面外側被脛前肌覆蓋，屬於足陽明胃經，觀察其體毛生長，皮膚顏色和肌肉豐盈、瘦削、緊張、鬆弛程度有助於判斷胃的功能。胃經的幾個大穴足三里、上巨虛、條口下巨虛和豐隆都與脛前肌、脛骨小裂空和神經密切相關。

脛骨的內側骨面為足厥陰肝經所過，儘管骨面被薄薄的皮膚覆蓋，但是仍有兩個肝經重要的穴位中都和蠡溝在此。此處受傷後不易癒合，也是臁瘡的好發地。臁瘡又名裙邊瘡、褲口毒，俗稱老爛腳。是發生於小腿下部的慢性潰瘍，其特點是瘡面長久難以收口或雖已收口，但每因損傷而易復發。好發於長期從事站立工作或擔負重物並伴有下肢靜脈曲張的人。臁瘡或可治癒，也有可能惡化發展成骨髓炎甚至癌變。

脛骨後緣與比目魚肌相連，是足太陰脾經循行所過，臨床上發現，大多數血糖和血脂偏高的人，在脛骨骨肉連接處都有不同程度的結節，而且基本與脾經穴位對應，比如陰陵泉、地機、漏谷三陰交。所以自己按揉艾灸或請專業醫師針刺相關肌肉節點和穴位，都有助於改善症狀和檢查指標。

腨 Shuan

47

現代人淺薄粗糙，
慢慢就把腨和腓混爲一談。
有人認爲這麼咬文嚼字
掉書袋是矯情，其實不然，
作爲臨床醫生，
不瞭解這兩個字的區別，
就有可能導致誤診誤治，
加重病人痛苦。

腨發音同「涮」，意思是小腿肚子。《說文解字》：「腨，腓腸也。腨者、脛之一端。從肉，端聲」。《靈樞．寒熱篇》：「腓者，腨也。」

確切地說，脛骨後面的肌肉是腨，系膕窩下脛後隆起之肉，似腸在內，故名腨腸。腓骨後面的肌肉是腓，又名腓腸、腓腨。腓者，肥也。也就是說小腿肚子正中和偏裡的肌肉是腨，靠外的肌肉是腓。

從解剖上看，腨腸的表層是腓腸肌，上端起於股骨內上髁。深層是比目魚肌，起於脛骨上端後面。腓腸的表層也是腓腸肌，上端起於股骨外上髁，深層是比目魚肌，起於腓骨上端後面。兩肌在小腿中部結合，向下移行為粗壯的跟腱止於跟骨結節。健壯的人或者普通人踮起腳尖，就能明顯顯現出這兩條肌肉。兩條肌肉在正中的結合點就是中醫常用的膀胱經的承山穴。

古人分得很細，是因為發現這兩條肌肉不僅位置不同，而且功能和內在聯繫藏腑不同。腨居中偏內，屬於足太陽膀胱的經脈和經筋，而腓偏外，本身屬足太陽經脈，還受足少陽膽經的影響。現代人淺薄粗糙，慢慢就把腨和腓混為一談，逐漸連腨字都逐漸消亡湮滅了。

有人認為這麼咬文嚼字掉書袋是矯情，其實不然，作為臨床醫生，不瞭解這兩個字的區別，就有可能導致誤診誤治，加重病人痛苦。比如生活中常見的腿肚子轉筋疼痛，也就是腓腸肌痙攣。如果去看西醫，一般都會告訴你是缺鈣，讓你回家吃鈣片喝牛奶。而讓中醫看，就有兩種可能，一種是腨病一種是腓病。腨病多因膀胱經受寒，而腓病多因膽經缺血。

《黃帝內經》的〈靈樞．經脈〉篇中說：「膀胱足太陽之脈，下合膕中，以下貫腨內，出外踝之後，循京骨，至小趾外側。」相關疾病有：「是動則病沖頭痛，目似脫，項如拔，脊痛，腰似折，髀不可以曲，膕如結，腨如裂，是為踝厥。是主筋所生病者，痔、瘧、狂、癲疾、頭項痛，目黃、淚出，鼽衄，項、背、腰、尻、膕、腨、腳皆痛，小趾不用。」

很多人腿肚子轉筋都發生在凌晨，與踢被子露腳有關。我上中學的時候在大同，冬天賴床捨不得離開熱被窩，就伸出一條腿露著，一會兒腿肚子一抽筋，疼得一激靈蹦起來跳腳，順便也就起床了。臨床有體質虛弱陽氣不足的人，睡覺前都得穿襪子抱暖水袋，尤其在冬天。有的人睡一晚上都熱乎不過來。以前娶媳婦叫找個暖被窩的，如果娶了這麼一位，那就失算了。有人以為這麼涼的人那留著夏天用就好，其實呢，這種人夏天不僅不會涼，反而會燥熱，是真正的冬涼夏暖，陰陽顛倒。

出現這種問題的外因是受寒，內因是自身陽氣不足，尤其是足太陽膀胱經的陽氣不足，治療可以用非藥物療法艾灸、熱敷、熨燙和按摩的方法，而且不僅要著眼於局部，膀胱經從頭貫腳有六十七個穴位，尤其是腰背和膕窩都能有效緩解疼痛。服藥的話必須用熱性藥材辛溫發散。《傷寒論》有甘草乾薑湯，專治「傷寒脈浮，自汗出，小便數，心煩，微惡寒，腳攣急。」中藥很多都是藥食同源的食材，生薑每個人家裡都有，沒有乾薑可以用多年老薑，家裡沒有甘草也可以用紅糖替代，這服藥口感效果都好。

長期的痙攣導致慢性的腨痛，多與形體結構改變有關，該症是多種疾病的臨床表現之一，尤以坐骨神經病變引起者為多見，故腰椎間盤突出症、坐骨神經痛及梨狀肌綜合征等都可出現，此外小腿部肌筋膜炎及肌肉勞損亦是常見病因之一，中醫的綜合治療都是快速有效的。

腓病導致的腿肚子轉筋主要原因是運動過量，局部缺血，與受寒無關。這個場景經常會在足球場上出現，運動員無緣無故倒地屈腿抱膝大喊疼痛，旁邊隊友或對手趕緊過來幫忙，拉腿踹腳底，不久即可緩解。現代醫學研究發現，劇烈運動心肺供血不足的時候，人會自動從四肢抽血供應心肺，否則的話就會出現運動性猝死，所以腿肚子抽筋總比心肌缺血心梗強。

治療這種腓腸肌痙攣需要及時適量補充體液，很多國家開發出很多運動員飲料，就是基於這個原因。中醫治療也以食療和藥物療法為主，輔助用按摩和針刺。中藥治療就不能用溫熱辛散的藥物，相反需要用酸甘化陰，收斂滋潤的藥物。同時要配合降低運動或勞動強度和持續時間。《傷寒論》提供的解決方案是芍藥甘草湯。「若厥愈足溫者，更作芍藥甘草湯與之，其腳即伸。」

腨和腓從兩側向中間交集合二為一，上下各有一個交點，上面的交點在膕窩下面，是個凹陷，中醫稱之為合陽穴，是從腰背下來的兩條膀胱經的匯合點，腰疼腰肌勞損僵硬的人，往往會在這裡形成一個筋結，按起來會很疼，按揉開能緩解腰背疼痛。下面的交集點也是個凹陷，是中醫的承山穴，按中醫經絡理論，膀胱經由此別出循行到肛門，所以針刺點按這個穴對痔瘡有很好的治療作用。

踝

Huai

48

腳踝大家都熟悉不過，
本來不打算寫，
可是看到最近兩年受韓流的影響，
無論男女都時興起不穿襪子
或穿船型短襪，
專門露出腳踝。
於是忍不住提醒。

腳踝大家都熟悉不過，本來不打算寫，可是看到最近兩年受韓流的影響，無論男女都時興起不穿襪子或穿船型短襪，專門露出腳踝。於是忍不住吐槽幾句，這和當年流行的穿露臍露背裝一樣，病態的審美最終導致身心出現病態。

腳踝俗稱腳脖子，有人說自己被水淹到脖子了，解救他的人到了一看是淹到腳脖子。這雖是玩笑，但是說明一點腳踝和脖子有些類似的地方。腳踝關節和韌帶的複雜程度不亞於脖子，內家拳講究力由足起，足部的力量平時等同體重，發力行走、奔跑、旋轉、跳躍時超過體重，這些力量都是通過腳踝來傳導、分流到小腿大腿和身軀，腳踝不靈活就會導致力量分布不均，力量集中的局部就會造成損傷，力量不足的地方就會形成萎縮，進而上行影響到相關的肌肉、肌腱以及內在臟腑。

先說骨頭，踝關節由脛、腓骨下端的關節面與距骨滑車構成。脛骨的下關節面及內、外踝關節面共同形成的「冂」形的關節窩，容納距骨滑車（關節頭），由於滑車關節面前寬後窄，當足背屈時（足尖向上，足與小腿間的角度小於九十度叫背屈），較寬的前部進入窩內，關節穩定。反之，足尖向下，足與小腿間的角度大於直角叫做蹠屈。在蹠屈時，足可做一定範圍的側方運動。

在生活中經常發生的扭到腳，一般都出現在下樓梯、踩到坑裡，或者穿高跟鞋行走不穩時，因為在蹠屈時，滑車較窄的後部進入關節窩內，踝關節鬆動且能作側方運動，此時容易發生扭傷，其中以內翻損傷最多見，因為外踝比內踝長而低，可阻止距骨過度外翻。

再說兩條主要的韌帶，踝關節關節囊前後較薄，兩側較厚，並有韌帶加強。位於關節的內側的是脛側副韌帶，是一條強韌的三角形韌帶，起自內踝，呈扇形向下止於距、跟、舟三骨。三角韌帶主要限制足的背屈，前部纖維則限制足的蹠屈。位於外側的是腓側副韌帶，由從前往後排列有距腓前、跟腓、距腓後三條獨立的韌帶組成，連結於外踝與距、跟骨之間。距腓後韌帶可防止小腿骨向前脫位。當足過度蹠屈內翻時，易損傷距腓前韌帶及跟腓韌帶。

扭到腳以後，應及時做冷敷，將冷水浸泡過的毛巾放於患處，也可用冰塊裝入塑膠袋內進行外敷。如果踝關節扭傷已超過一天，則可改用熱敷療法。可改善血液和淋巴液迴圈，有利於患處瘀血和滲出液的吸收。還可採用按摩和針刺療法。在踝關節周圍痛點上用手掌或手指揉摩，在遠程對側手腕相應針刺。需要注意的是按摩治療應在傷後一天以後應用，以免增加皮下出血。剛扭傷時，切忌用酒精、紅花油或者膏藥，因為這些都會使患處變熱，使滲出和腫脹加重。當然疼痛不能緩解的話就應該及時就醫，避免因韌帶撕裂或骨折耽誤加重病情。

以前講過所有關節都是氣血供應不足或難以通過的地方，所以膝關節戴護膝、腕關節戴護腕，踝關節用襪子包裹覆蓋這都是常識，讓踝關節著涼受寒，損害的不僅是腳踝本身，而是全身特別是小腹臟器。

中醫對踝關節認識很深刻，基於對解剖結構和體液、血液迴圈的分析，中醫清楚地標明了腳部力量和氣血沿腳踝上行傳導的內側路線（足三陰經脈），和腿部肌肉肌腱下行力量傳導的外側和腳面路線（足三陽經脈）在腳踝的六個受力點（穴位）。換言之，腳踝會影響到肝脾腎和膽胃膀胱六個臟腑。

除此之外，腳踝還是奇經八脈中四條重要的經脈，陰蹺脈陽蹺脈和陰維脈陽維脈的起點。說來話長，我就挑重要的四個穴位簡單介紹一下。

內踝後方與腳跟骨筋腱之間的凹陷處有一個大穴位叫做太溪，這是足少陰腎經的原穴，仔細摸能夠感覺到動脈搏動，腎氣虛的人則腳腕冰涼也此處沒有脈動。和太溪對應的，或者說扎針從太溪穿過去，就到了外踝腳跟骨筋腱之間的凹陷，這個穴叫做昆侖，屬於足太陽膀胱經。遺精手淫房勞過度、墮胎過多的人，這裡的筋肉都比較薄弱、虛冷，反之腎精足的人這裡都比較厚實。

內踝骨正下方的骨縫裡是陰蹺脈的起點照海穴，陰蹺脈通過內踝上行，沿大腿的內側進入前陰部，沿軀幹腹面上行，至胸部入於缺盆，上行於喉結旁足陽明經的人迎穴之前，到達鼻旁，連屬眼內角，與足太陽、陽蹺脈會合而上行。照海穴也屬於腎經，主要影響人的胸膈、咽喉、眼睛和睡眠、情緒問題。

外踝骨正下方的骨縫裡是陽蹺脈的起點申脈穴，陽蹺脈沿外踝後上行，經下肢外側後緣上行至腹部。沿胸部後外側，經肩部、頸外側，上挾口角，到達眼內角。與足太陽經和陰蹺脈會合，再沿足太陽經上行與足少陽經會合於項後的風池穴。申脈穴也屬於膀胱經，主要影響身體運動的平衡，解決半身不平衡、不對稱的問題。

人到中年以後，氣血不足、受寒積累加上缺乏適當活動，關節逐漸會變得僵硬，力和氣的傳導以及體液和血液迴圈都會變得衰弱，同時伴隨著全身臟器功能的衰退。就腳踝而言，很多人的腳踝只能前後屈伸，左右活動的範圍變得很小幾乎消失。臨床在做腳踝檢查時，發現很多中年人的腳踝冰涼，關節周圍都有局部腫脹或增生結節，輕微的觸碰就會造成劇烈的疼痛。而經過醫生的手法按摩推拿或針刺以後，腳踝活動範圍恢復正常，平素冰涼的手腳都會變得溫暖，甚至女性的痛經和帶下病，以及中老年的花眼、失眠和漏尿、夜尿過多都得到了改善。這其實就是通過刺激腳踝相關穴位，使經絡血脈得以通暢。

既然知道了這些，您還是穿好襪子，保護好腳踝吧！

趾 Zhi

49

腳氣俗稱香港腳，
醫學上稱之爲足癬，
是眞菌感染引起。
中醫治療首先要建議患者
穿著透氣保暖的鞋襪。
其次通過針刺和艾灸中藥治療，
改善氣血運行，
提高腳趾末梢的溫度。

腳氣俗稱香港腳，醫學上稱之為足癬，是真菌感染引起。

絕大多數人每隻腳有五個趾頭，個別人會天生有一隻腳或雙腳長出六根腳趾頭，還有人天生有六根指頭。這是人類在遺傳過程中出現的變異，專業的說法是性染色體顯性遺傳病。該基因在X染色體上，假如該病患者是男性，他與正常女性所生後代得該病的機率是百分之五十，假如該患者是女性，則分完全顯性和不完全顯性兩種，完全顯性患者所生子女患該病機率是百分之百，不完全顯性患者與正常男性所生孩子得該病機率為百分之五十。所以六指症遺傳概率很大，而且伴隨性遺傳，因此假如近親結婚，患該病的機率還會提高。據報導在印度有個家族，有五家人全部為雙手六指和雙腳六趾。如果把絕大數人作為標準的話，這種六趾或六指被稱為畸形，患者及其家長容易產生自卑，一般在嬰幼兒時期通過手術切除多餘的腳趾或手指。沒有條件切除的，一般都是遮遮掩掩，不示與人。

腳趾的另一個顯著的遺傳特徵表現在小腳趾頭的趾甲上，據說漢人的趾甲分兩瓣，而匈奴或異族的小腳趾甲是完整的一塊。專業的說法管兩瓣趾甲叫做跰趾，又稱「複甲」、「跰甲」，在醫學上稱作瓣狀甲或小腳趾複形。瓣狀甲是一個常染色體顯性性狀，復旦大學公共衛生學院流行病研究室調查推測，瓣狀甲這種遺傳性狀可能是五千年前華夏民族就有的一個生理性狀。現在說來，中華民族歷經戰亂融合，民族已經是文化概念而非生物學概念，搞生物血統論沒有意義。

一般人關注到腳趾頭大多數是因為患了腳氣，早期往往是先單側腳的趾腹和趾側出現水泡糜爛和騷癢滲出，數週或數月後會感染到對側，兩隻腳同時患病。腳氣最常見於三四趾間，足底亦可出現，起初為深在性小水泡，後來可逐漸融合成大泡。

腳氣俗稱香港腳，醫學上稱之為足癬，是真菌感染引起。足癬的皮膚損害有一特點，即邊界清楚，可逐漸向外擴展。因病情發展或搔抓，可出現糜爛、滲液，甚或細菌感染，出現膿包等。現代醫學以殺滅真菌為目的，開發了很多特效藥物，但是隨之而來的問題是耐藥的真菌越來越多，藥物很快也就失效。另外一個不可避免問題就是殺菌抗菌藥的毒副作用對人的傷害。

中醫治病不以消滅剷除病因為目的，因為真菌它殺不絕滅不掉，在地球上存在時間比人類悠久得多，是打不死的小強。中醫是用改變真菌生存條件的方法，達到治病救人的目的。真菌類似於蘑菇，喜歡潮濕、不透氣、陰冷、富於營養的環境，有陽光有風的乾燥地方貧瘠的地方是不會有長出蘑菇的，即便是有大量的真菌孢子存在。中醫治療首先要建議患者穿著透氣保暖的鞋襪，皮鞋絲襪不吸汗不透氣是最容易長腳氣的。其次通過針刺和艾灸中藥治療，改善氣血運行，提高腳趾末梢的溫度。因為很多人的雙腳特別是腳趾是冰涼潮濕的，腳氣患者基本上都是，這非常不利於正氣抵禦外邪。最終控制飲食，限制高營養品攝入，提高消化功能，清除化解排泄患者體內的濕濁，不再為患處真菌提供培養基和營養液。這種治病求本的方法，才能治癒腳氣。

中醫的整體觀念把腳趾頭與全身臟腑的功能狀態緊密聯繫在一起，平素腳趾乾燥甚至脫皮脫屑乾燥皸裂的人，經過中醫治療調養以後，腳趾間或腳底足踵的乾燥皮膚會變得逐漸濕潤，甚至會出現糜爛滲出騷癢，中醫認為是濕濁下流的排病反應。相反本身有腳氣的患者用了劇烈的殺菌或乾燥的藥物，特別是腳氣鞋墊以後，表面上腳氣好了，但是隨之出現了哮喘咳嗽甚至是卵巢子宮前列腺出現癌腫病變，中醫也認為是封閉了祛邪外出的道路所致，這也是中醫解釋抗真菌藥物毒副作用的一條思路。

中醫認為五根腳趾頭分別隸屬於不同的臟腑，相互作用相互影響。

小腳趾內側屬於足少陰腎經，外側屬於足太陽膀胱經。臨床上通過針刺或艾灸雙側小腳趾趾甲根部外側（至陰穴）能夠有效治療孕婦的胎位不正。讓懷孕七個月以上孕婦排空小便後取仰臥位，寬衣解帶，醫生將灸用艾條點燃端對準兩側至陰穴灸，以孕婦覺足小趾外側溫熱但不灼痛為宜。孕婦覺有溫熱感從足小趾延腳外側面向外踝方向傳導，胎兒在腹內頻繁活動並有轉動時計時艾灸二十分鐘。每天一次，配合婦檢，直到胎位正常為止。從西醫神經反射角度看，至陰穴下分布有來自腰四至骶五神經根的腓淺神經分支，通過艾灸刺激可使其治療資訊達相應的腰四至骶五脊髓神經階段，調節內臟的植物神經功能，改善子宮平滑肌的收縮，引起宮縮矯正胎位不正。

第二足趾和第三足趾隸屬於足陽明胃經，普通人都知道針刺艾灸足三里能提高胃的消化功能，但是日本人繼承保留了健胃消食的另一套行之有效的方法，即掰弄第二和第三足趾。練習的方法有很多，比如練習腳趾抓地，做此動作時可赤腳或穿柔軟的平底鞋，每日可重複多次。用腳趾取物，每天洗腳時可在腳盆裡放一些橢圓形、大小適中的鵝卵石或其他物體，在泡腳的同時練習用第二、第三腳趾反覆夾取這些鵝卵石。還有手動扳腳趾，趁休息時可反覆將腳趾往上扳或往下扳，同時配合按摩第二和第三腳趾趾縫間的內庭穴。對於消化不良，有口臭、便祕，腹瀉、受涼或進食生冷食物後胃痛加重的患者都及時有效。

大腳趾外側隸屬於肝，內側隸屬於脾。平時有貧血月經漏下淋漓不止的人，可以用艾灸按摩或針刺足大趾內側趾甲根部的隱白穴。平素脾氣暴躁、易怒易激惹血壓偏高，月經量多、提前的人，可以刺激足大趾外側趾甲根部肝經的大敦穴。有灰趾甲的人，一般好發於大腳趾，中醫認為是肝血不足，脾不統血，外邪相干。可以每天睡前用山西陳醋浸泡外敷趾甲，配合內在調養肝脾，可以治癒疾病且沒有毒副作用。

津液

Jin Ye

50

中國人歷來主張喝開水和溫水，
除了衞生消毒滅菌的因素外，
喝溫水能方便人體消化吸收，
快速促進津液生成。
喝水並不直接解渴，
生津才能止渴。
只要能生津，
不喝水也能解渴。

地球表面百分之七十都是水，人的體重百分之七十以上也是水。前者說的是面積，後者說的是重量，本不相干，但一般人以此舉例用來曉之以情，說明天地人相感相應的道理。

確切地說，占人體體重七成以上的並不是水，而是體液。你剛喝了一瓶水停留在胃裡，或者你憋了一泡尿存在膀胱裡，這就不能算是體液。前者有待人生是轉化吸收變成體液，而後者則是體液代謝以後排出的廢水，有待排出或被吸收再利用。

當今社會，無論上智還是下愚，大多用簡單粗暴的思維，把水等同於體液，把人當成了試管，以為灌進去水就會直接變成體液。所以就出現了無論大事小事、無論何種疾病，多喝水成了萬能利器，甚至衍生出了每天要喝八杯水、早晨起來先喝一杯水等等諸多養生保健的謬論。其實用腳趾頭想想都會明白，水需要被溫暖、消化、過濾吸收以後才能變成體液。

首先，水不是體液的最顯著的區別首先就是溫度，人的體溫三十六點五度，你喝冷水、冰水或者直接嚼冰都需要用腸胃把它融化、加溫到與體溫相同才能被吸收利用。這需要消耗人體內部的熱能，碰上腸胃溫度低的人或一時喝進大量冷飲的情況，冷水暫時不能被溫化，反而會冷卻降低周圍組織的溫度，造成組織液的凝滯、阻止腺體的分泌。具體過程和資料可以參考冰敷的效果。最終的結果就是不僅不能補充體液，反而阻礙了體液的迴圈，出現越喝越渴的情況。或者出現胃裡咣咣有存水，而口腔卻極度乾燥的症狀，中醫稱之為水氣病，日本漢方醫生直接稱之為水毒。

中國人歷來主張喝開水和溫水，除了衛生消毒滅菌的因素外，喝熱水能方便人體消化吸收，快速促進津液生成。喝水並不直接解渴，生津才能止渴。只要能生津，不喝水也能解渴，想想望梅止渴的故事就不難明白其中的道理。相較喝冰水，喝熱水不僅不會消耗腸胃能量，反而能補充熱量，一方面補充水分，另一方面促進體液代謝迴圈，津津有味、津津樂道就是體液得到補充的表現。

從前沒有冰箱的年代，北京人在三九天鑿冰切塊存放在房山的溶洞裡，到了夏天拉到城裡去賣。趕馬車拉運輸冰塊的人一路辛苦顛簸燥熱焦渴難耐，進了城往往都要敲開街坊或茶鋪的門向主人或店家討口熱水熱茶喝，喝完了作為回報，敲下幾塊冰給恩主。拉車的人自己車上有冰為什麼不去吃冰解渴呢？換成現在誰也不理解，夏天大家不都是買冰棒冰淇淋吃嗎？其實沒什麼不好理解的，吃冰棒解決的是心理問題，吃冰棒不解渴，甚至越吃越渴感覺估計誰都有過。

天氣熱時喝杯熱茶，回甘的感覺就是有了唾液分泌，再喝，頭面、體表輕發汗，發散燥熱。繼續喝，腋下生風的感覺就是腋窩出汗。腋窩是手少陰心經的第一個穴極泉穴所在，這裡出汗或分泌出狐臭黏液，擾心的熱毒就有了發洩出口，內心的燥熱煩悶就會消散，達到心靜自然涼的目的。

同樣的道理，夏天悶熱潮濕的時候你可以圖一時痛快沖個涼水澡，洗過之後感覺的是長時間的燥熱。而同樣狀態下洗個熱水澡，換來的卻是長時間的清涼。

現在又有人指責說，中國人喝溫水和開水是陋習，是當初衛生滅菌消毒不嚴格的產物，現在衛生條件好了就要學外國人喝冰水、喝涼水，甚至提出來月經、產後喝涼水、喝冰水也沒事。這種無視人種、種族差異，驟然改變幾千年來形成的飲食生活習慣的做法，只能帶來災難性的後果。事實上，中國人到北美留學或工作生活，一般不到兩年都會罹患花粉症，這和飲食習慣的改變有直接關係。在美國日常生活中接觸的都是冰水，有些學生為喝熱水帶保溫杯上學都不被允許，因為學校擔心熱水危險會造成燙傷。再加上冷飲尤其是碳酸冷飲和冰牛奶的攝入，使得中國人溫暖的腸胃逐漸冷卻，胃腸道腺體分泌衰退，腸道各種消化酶遇冷失去活性，這就造成了很多營養物質未被充分分解消化就被吸收，成為過敏原，誘發人體產生變態反應，出現各種過敏症狀。

在現代醫學對抗性的診療思路指導下，醫生不讓患者反思自身飲食習慣的問題，而是去查找過敏原，找出一個個敵人。然後就建議儘量不去接觸呼吸或攝入相關物質。但是無論醫患沒人想過，為什麼以前不過敏現在卻過敏了？應當追究過敏原的責任還是追究受體的責任。現代醫學治療過敏性疾病的思路也很可笑，就是壓制人體的過激反應。所以很多所謂的抗過敏藥都有嚴重的副作用，造成人反應遲鈍、嗜睡甚至昏迷。北美也出現了很多因服用抗過敏藥而導致駕駛員打瞌睡而誘發的車禍事故。

事實上，很多過敏的患者在回國以後，過敏的症狀逐漸減弱甚至不治而癒。原因不是過敏原消失了，而是因為飲食生冷的習慣得以糾正。不渴不喝，喝必熱飲，飲則三口，是為有品。不是窮講究，這麼喝水才能快速轉化為津液。外國人很難理解中國人喝功夫茶的杯子那麼小，賈寶玉也把咕嘟喝水的劉外婆稱為牛飲。這不是文化差異，是進化差異。

與喝冰水的人不同，有人走向了另一個極端，就是習慣喝滾燙的水。現代醫學發現這種人的口腔癌、食道癌和胃癌的發病率遠遠高出一般人。這一論斷也嚇壞了很多人，因此不敢再去喝開水。其實這一論斷是典型的顛倒因果，不是習慣喝開水的人容易得癌症，而是容易得食道癌胃癌的人喜歡喝滾燙的水。

中醫診療超越了物質層面，而進入到能量和資訊的高度，因此虛、實、寒、熱的概念貫穿始終。人的體質不同對寒熱溫涼的感覺體會也不同，有的人皮糙肉厚，有的人弱不禁風。臨床上看到很多陰寒內盛的患者，自述無論多熱而飯菜湯水喝到嘴裡就能變涼。這些人經過治療，吐出很多冰涼的黏痰濁涎以後，這種陰寒的狀態和感覺才會消失。而這個問題不解決，就會為滋生腫瘤提供合適的條件。

津液不同於飲進去的水的第二個特點是，水飲必須經過胃腸黏膜過濾以後才能初步變成人的體液，這也是人體主動消化和吸收的一個過程。胃腸黏膜本身就是一道防線，如同國門的邊防檢查和海關一樣，過濾吸收自己需要的，排斥對自己不利的東西。同時這道防線也管控著體內的津液，禁止或有限度地分泌或滲出。可以想見，如果這道防線失靈，相當於沒有邊防，國門洞開，精英流失，外邪亂入，相當於國家的身體神明就危在旦夕了。

人身六腑中的三個腑：胃、小腸和大腸承擔了主要消化和吸收的功能。《黃帝內經》說胃是「倉廩之官，五味出焉」，小腸是「受盛之官，化物出焉。」小腸能夠「泌別清濁。」是最主要的吸收器官。大腸是「傳導之官，變化出焉。」

水飲入口，口腔和咽喉，乃至食道黏膜都會被滋潤，會少量吸收。水飲入胃，被胃溫暖柔化，送到小腸。胃主要是分泌黏液和胃酸，付出多吸收少，胃壁偏厚並不直接吸收水飲。很多人飲水過多或短時間喝太多水，會將大量水液存儲在胃中。

稍微一動，就能聽見肚子裡「咣咣」水響。這樣做會把胃壁平滑肌拉長，時間長了會造成胃壁弛緩或胃下垂，有些人被診斷為瀑布型胃，大多是飲食不節造成的。

更大的痛苦是，這些人喝了一肚子水，但是不被消化吸收，口中還是焦渴難耐，這就是水氣病，發展嚴重了，先傷胃後傷心。舌頭胖大出現齒痕，患者還會出現很多心臟病症狀，比如心慌心悸、胸悶胸痛，甚至有心痛徹背，背痛徹心等等。除了提醒患者本人必須要改變不良的飲水習慣，中醫治療水氣病，主要用溫陽利水的方法，代表方劑有苓桂求甘湯、五苓散和真武湯，也可以艾灸或點按針刺水分穴，具體要在醫生指導下使用。

有意思的是，古人發現了能促進水飲被消化吸收代謝的方法，這個方法就是人工製造甘瀾水，在《湯液經法》乃至後世的傷寒論中有詳細的論述。具體作甘瀾水法是：「取水二斗，置大盆內，以杓揚之，水上有珠子五六千顆相逐，取用之。」從精氣的角度來講，這是將人氣注入到了水中，使水的能量更豐富更靈動，從物質層面上講，這樣做打破了水的分子團和長分子鏈，使得水分子更容易滲透進入到人體。

小腸是真正吸收水飲的器官，小腸壁薄，血管淋巴管豐富，小腸又容納了豐富的消化液和消化酶，這些活力元素溶解在飲食中，再被小腸溫化吸收，水飲就脫胎換骨變成了真正的津液。

大腸是吸收挽留水飲的最後一道防線，殘渣餘孽、濁水汙物在大腸中被腐蝕發酵，化腐朽為神奇，是製造精氣的主要場所。很多人視大腸為汙穢場所，每天和大便較勁，恨不得天天洗腸清腸，殊不知道在屎尿中，沒有糞便的發酵滋生，人會少了一大半精血來源，連好漢也禁不住三泡稀。

利用結腸和直腸黏膜吸收水分和藥物，這就是現代醫學用的肛門栓劑和灌腸療法的基本原理。水液和藥物通過直腸上靜脈，經門靜脈進入肝臟進行代謝後再循環至全身；也可以通過直腸中靜脈和直腸下靜脈及肛管靜脈繞過肝臟直接進入血液大循環；還有就是通過直腸淋巴系統吸收後，通過乳池，胸導管進入血液迴圈。直腸給藥的好處是：防止或減少藥物對肝臟的毒性及副作用。

我喜歡看美國電視節目《荒野求生祕技》（Man vs. Wild），其中有一集講的是主持人貝爾來到海上鳥島，沒有乾淨的淡水，只有和鳥糞混雜在一起的雨水。如果喝下這種水，那只能引起強烈的嘔吐，別說補充體液，恐怕會流失更多的體液。貝爾見多識廣，他用飲料瓶灌上收集來的鳥糞水，然後接上膠皮管，插到自己的肛門裡面做灌腸，這同樣能利用直腸黏膜過濾吸收水液。而且大家都是糞，誰也不嫌棄誰，沒有噁心痛苦的反應。這個方法值得在應急的狀態下借鑑使用。

水飲經過胃腸道溫暖、過濾、消化、吸收進入人體成為津液，津液進一步被細胞吸收成為細胞液，被淋巴管吸收成為淋巴液，被血管吸收成為血液、被骨骼吸收深入骨孔成為骨髓、腦脊液、腦髓。稀薄清澈的體液被稱為津，黏稠的被稱為液。

津液被人體吸收利用以後，重新組合分泌經過腺體分泌出來，為人體利用。比如血液經過肝臟代謝分泌出膽汁，平時儲存在膽囊中。胰腺分泌胰液，內含豐富的消化酶，在人進食的時候在十二指腸排出，在小腸中參與食物的消化分解。再比如胃壁分泌胃酸和黏液，胃酸用於軟化分解食物中的纖維，胃黏液用於保護胃壁不受胃酸和消化酶的腐蝕。大腸小腸腸壁本身也有類似的分泌，平時用於保護黏膜滋養益生菌，病時攜帶毒邪排出體外。

對外而言，眼睛有淚腺，激動和感動的時候無論悲傷還是高興，眼睛變得濕潤眼淚奪眶而出。還有眼淚通過鼻淚管流到鼻子裡，搞得人涕淚交流，進一步通過鼻咽管流到嘴裡，使人嘗到了眼淚的苦澀鹹。人的氣管和支氣管以及咽喉、鼻腔平時分泌黏液滋潤黏膜，拖過纖毛蠕動排出痰涎、鼻涕，沒有津液的滋潤，鼻腔乾燥出血、呼吸就變得艱難、痛苦。

人的最重要的津液來自唾液腺，小的唾液腺散在各部口腔黏膜內（如唇腺、頰腺、顎腺、舌腺）。大的唾液腺包括腮腺、下頜下腺和舌下腺三對。唾液的百分之七十由下頜下腺分泌，百分之二十五由腮腺分泌，百分之五由舌下腺分泌。唾液中的水和黏液起潤滑口腔作用，唾液澱粉酶可分解食物中的澱粉。唾液中還含有溶菌酶。正常情況下，唾液一天的分泌量約為一千到一千五百毫升，唾液不僅對消化有很大作用，還與味覺、語言、吞咽等功能及口腔衛生、保護黏膜和齲病預防有密切關係。

人體津液最大的分泌代謝腺體是汗腺，它們遍布於全身的皮膚中，汗腺是單曲管狀腺，分泌部為較粗的管，位於真皮深層和皮下組織中，盤曲成團，管腔小。導管較細而直，開口於皮膚表面。汗腺細胞分泌的汗液除含大量水分外，還含鈉、鉀、氯、乳酸鹽和尿素。汗液分泌（出汗）是身體散熱的主要方式，對調節體溫起重要作用。外界濕度高時汗腺分泌旺盛，可散發身體大量的熱。

人體還有幾種大的汗腺，主要分布在腋窩、乳暈和陰部等處。這種腺與上述的外泌汗腺不同，分泌物為較黏稠的乳狀液，含蛋白質、碳水化合物和脂類等，分泌物被細菌分解後產生特別的氣味。分泌過盛而致氣味過濃時，則發生狐臭。這種腺在性成熟前呈靜止狀態，青春期後由於受性激素的刺激，分泌活躍。

說到津液就不能不提到乳汁，中醫認為乳汁是母體精血所化，是滋養哺育嬰兒的最重要營養物質。乳汁無疑是由乳腺分泌，分娩以後乳腺能夠在催乳素的作用下分泌乳汁。乳房腺體由十五到二十個腺葉組成，每一腺葉分成若干個腺小葉，每一腺小葉又由十到一百個腺泡組成，這些腺泡緊密地排列在小乳管周圍，腺泡的開口與小乳管相連。一般哺乳期的婦女處於閉經狀態，人的精血是有限的，一旦同時支撐兩個方面的損耗，月經來潮只能意味著乳汁的下降，所以我們一般建議產婦在月經來潮後及時斷奶。

人體的津液還包括生殖腺的分泌，男性的攝護腺液和精液，女性的前庭大腺和帶下。中醫認為腎主水，這個水就是包含脊髓、腦髓、血液、體液等等，這些都是腎精所化，不能輕易流失。

人體代謝以後產生的廢液廢水主要是通過腎臟過濾通過輸尿管排泄到膀胱暫時儲存，如果需要，這些儲存在膀胱內的廢水還可以被人再吸收利用，中醫稱之為蒸騰氣化。

正常人體津液有升降出入，有賴於氣得推動。中醫稱之為衛氣。推動血液在血管內循環的中醫稱之為營氣。營行脈中、衛行脈外，營衛調和，人體就能正常運轉。衛氣並不神祕，他有三個來源，首先是呼吸進來的精氣，以及呼吸本身產生的動力和節奏。道家把呼吸稱之為橐龠，一張一弛、一呼一吸產生的力量推動了津液的循環和運行。中醫發現並標記了這些津液循行路徑和規律，稱之為經絡，十二正經就起於肺，循環全身。其次衛氣來源於食物中的能量，水穀中的剽悍之氣被人吸收利用變成衛氣，溫暖推動津液運行。最後，衛氣來源於下焦的元氣，也就是人體先天之精化生的動力和能量。

換言之，如果沒有氣的推動，人體的津液就會全部或局部變成一潭死水，「流水不腐，戶樞不蠹」，否則正常的津液就會變成痰涎冷飲，這些病理產物又會變成致病物質，阻礙氣機，化生瘀血，進一步戕害人體。

遺憾的是，現代人只關心血液成分和循環運行情況而忽略體液成分和體液循環，事實上，血液出問題之前必是體液先出問題，血液四高（血壓、血糖、尿酸、血脂）之前，體液成分肯定先出問題。所以謹慎飲水輸液、促進津液的代謝升降出入，防止廢水廢液痰飲的生成，以及及時化解化痰散結、蠲飲利水，是養生保健，早期預防、治未病的主要節點。

唾液

Tuo Ye

51

既然唾液能促進傷口癒合，
那口腔潰瘍的患者，
傷口無論是長在舌頭上
還是在口唇內，
整天都泡在唾液裡面，
爲什麼不僅不馬上癒合呢？
爲什麼還反覆發作呢？
答案只有一個，
那就是唾液成分出了問題。

人和動物都有一種本能，就是受傷以後會用舌頭舔舐，事實也證明人和動物的唾液中含有多種酶和多種活性因子，能夠幫助促進傷口癒合。舔舐的時候用唾液清洗傷口是肯定的，至於唾液能殺菌消毒的作用只能是姑妄言之，姑妄聽之。真正殺菌抗病毒的還得靠體內的正氣比如說免疫系統。況且有些病毒、細菌就是通過唾液傳播的，估計這些唾液對動物本體無所謂，對別人就是異類、異物。

既然如此，那麼問題就來了。既然唾液能促進傷口癒合，那口腔潰瘍的患者，傷口無論是長在舌頭上還是在口唇內，整天都泡在唾液裡面，為什麼不僅不馬上癒合呢？為什麼還反覆發作呢？

答案只有一個，那就是唾液成分出了問題，簡言之就是唾液變成了涎液，精變成了濁。唾液本身就沒有酶，不能消化分解食物，同樣也缺乏活性因子，所以也就失去了保護滋潤口腔黏膜和舌面上味蕾的作用，導致黏膜出現潰爛創面，且經久不愈。其實不光是口腔潰瘍的問題，唾液品質下降，人的牙齒、牙齦也會出現問題，人的口氣，也是多半是受唾液影響，健康的人唾液清澈，口氣清新甜香。相反口氣惡臭、酸腐的人，脾胃功能衰弱，腎精濁沉，導致唾液異常。

那麼想根治潰瘍或頑固性口腔潰瘍、預防齲齒、牙周病、保持口氣清新的方法只有一個，就是改變唾液成分、恢復唾液活性，提高唾液品質。現代醫學為乾燥綜合症沒有唾液的患者配製了人工唾液，並且建議患者吃流質食物。中醫這認為要治病求本，不恢復唾液的製造功能，只能是掩耳盜鈴。

中醫秉承道家的時空觀和方法論，善於從流溯源、整體觀和普遍聯繫貫穿在中醫的理論和實踐當中。所以中醫解決唾液問題的思路，不是在唾液腺上動手腳，而是到人的小肚子上做文章，這讓人很不理解。因為人們普遍接受的是現代科學研究分析問題的方法，但這種方法有個致命的問題就是無限細分，只見樹木不見森林，缺乏宏觀的視野和把握。

相傳牛頓養了兩隻貓，一大一小。為了讓貓出入方便，牛頓就在門上為貓掏了兩個洞，一大一小。大貓走大洞，小貓走小洞，牛頓挺高興。按常識來講，普通人只會在門上掏一個洞，大貓小貓都能走。總是一分為二不會合二為一是科學研究的特點，變成了科學家的特點。

具體到津液和唾液的問題上，科學家總是在細分，研究各種腺體分泌的情況。忘了所有人的眼淚鼻涕和唾液等等，都源於總的津液。中醫稱之為水，而統管誰也代謝的臟腑就是腎。五行之中腎主水就是這個意思。這個水滲入骨頭脊柱頭顱就是骨髓和腦髓，滲入血管就是血液，流出體外就是涕淚涎唾。

所以當中醫觀察到鼻竇炎患者流失大量的濃稠的鼻涕，並伴有劇烈頭痛和記憶力下降的時候，中醫稱之為「腦漏」，意思是本來是人體精髓的體液流失了。某些理工男斥之為無稽之談，因為按照他的大貓進大洞小貓進小洞的思維方式，除非找到一根管子連著腦髓和鼻腔，不然絕不會承認是腦漏。其實學學解剖，看看人的鼻腔附近的鼻竇（額竇、蝶竇）中那些充滿空隙的腔室，液體都是從那裡滲透出來的。骨頭和骨髓也沒有管子通向外面，都是通過骨頭滲出滲入的。

所以歸根結柢，人的體液是相通的，總量是恆定的，任何竅道或腺體的流失，都會影響到總體腎精，差別就在於遠近和程度了。過度的出汗，無論是汗蒸還是跑步還是服藥，最終會傷到陰血，所以中醫有血汗同源、汗為心之液的說法。女子墮胎和白帶過多，男子遺精滑精過多同樣會流失腎精，最終影響到全身體液的品質和流量。

話說回來說唾液，唾液是由唾液腺分泌的，但是總的控制唾液的還是腎，腎精足且陽氣旺盛的人，他的津液是清亮、流動、溫暖的，唾液中自然包含活性酶和因子也多，這才是源頭活水。

所以中醫認為保證腎精充盈和通暢的關鍵是保持小肚子丹田溫暖（關元穴），另外要保障衝脈任脈的通暢，這兩條經脈都起源於丹田，沿腹部正中線上行到口唇口周，衝脈為血海，本身就是腎經，任主胞胎。一般來講造成人口水唾液匱乏或品質下降的原因有兩個，一個是小腹空虛，腎精不足。其次就是吃的太多堵塞中焦，衝任脈上不來，這兩條經脈不通，腎精上不來也不會有唾液。即便有也是痰涎，沒有什麼活力。

正常的人也需要外界刺激才能促進唾液的分泌，比如聞到了食物的香氣不僅會食指大動，還會垂涎三尺。聽到了某種事件並產生了聯想，也會促進唾液分泌，比如望梅止渴。這種無形的影響中醫認為是調動了人的神氣，從而產生動力促進腺體分泌，人能看到的是唾液的分泌，其實飢腸轆轆本身就說明胃、膽、胰腺、大腸小腸都在分泌，準備好了消化食物。

遺憾的是現在的人普遍營養過剩，很多人大腹便便、口臭黏黏，根本忘記了飢的滋味，因為這些人消化轉化的能力效率太低，吃的雖多，但人體需要的營養不足，所以這些人總是覺得餓，總是憑著本能去吃去充填飽滿，造成惡性循環。

所以我們建議人不飢不食，不餓不吃。食飲有節、應時當令。其實有更簡單的提高人體的消化吸收效率和能力的方法，回歸自然，效仿動物就行。就是吃任何東西前都要聞一聞，沒有香氣就不吃。自己感冒了鼻子不通失嗅了就不吃，為什麼？因為聞不到香味，體內消化腺就不好好工作，吃進去沉甸甸地堵著，沒有唾液潤滑它、沒有動力推動它。

痰涎

Tan Xian

52

外界環境惡劣誘發人生痰
首先是空氣汙染，
其次是飲食汙濁。
即便是乾淨的食物，
如果五味過於偏盛，
都會刺激人體分泌黏液，
特別是過於辛辣
或者過於鹹的食物。

隨地吐痰當然是陋習，但是沒有人深想一步，中國人為什麼這麼多痰？

痰涎是體內黏膜分泌的，分應激、被動分泌和主動滲出兩種。說白了應激被動分泌就是自身沒毛病，而外在環境惡劣，人體被迫分泌黏液以求自保。主動滲出是自身營養過剩，體液飽和汙濁，通過滲出黏液排痰來自保。外界環境惡劣誘發人生痰首先是空氣汙染，其次是飲食汙濁。

當人呼吸到乾燥、骯髒、刺激、粉塵甚至是有毒的空氣的時候，鼻腔黏膜和上呼吸道氣管、支氣管就會自動分泌黏液。黏液可以黏附大量粉塵顆粒，還能加溫、濕潤空氣，以保證肺泡不受到傷害。如果保護不力或外界環境過於惡劣的話，顆粒過大，積攢多了人就會得矽肺病；顆粒過小的直接入血，傷害免疫系統和循環系統。這樣看來黏液痰涎就是一道屏障。

這些裹挾著骯髒穢物的黏液，通過擤鼻涕排出，或者通過鼻咽管從口中吐出，這就是痰涎。我小時候在山西省大同市長大，那時候還沒有煤氣，家家戶戶都燒煤。上中學早晨跑步完了，鼻孔都是黑的，吐出的痰也是黑的。現在大同好多了，藍天白雲，成了宜居城市。

有人說抽菸有好處，能促進排痰。這其實是謬論，把特點當優點，把因果顛倒了。抽菸導致生痰，這就是應激性被動反應，而不是通過抽菸把肺裡的痰排出來。其實每個人都有感覺，到了一個空氣清新的地方，很少會有痰。即便是菸鬼居然很少會有抽菸的欲望。原因就是不需要刺激。就像人食欲好不需要太多佐料一樣。

導致被動應激生痰的另外一個主要原因就是飲食汙濁，這是口腔和食道乃至胃壁分泌黏液，以中和、稀釋或黏附有毒有害的食物飲料，再通過咽喉口腔嗽出體外。即便是乾淨的食物，如果五味過於偏盛，都會刺激人體分泌黏液，特別是過於辛辣或者過於鹹。如果食物本身有問題，食材變質、味精雞精或其他添加劑過多、地溝油等等，會導致黏液分泌過多或過於激烈，甚至會通過喉咽反射刺激神經，把嗽痰、吐痰變成嘔吐，痰涎胃液甚至膽汁連同食物一併排出。

我不願意到外面吃飯的主要原因之一就是害怕食物添加劑，自己的鼻子和嘴都比較刁，聞著不對會噁心當然也就不吃了，聞了沒事兒吃一口不對，也會馬上吐出。否則吃下去就會不停地漾出痰涎、不停地吐痰。當然有人會說這是矯情，其實呢健康的人應該具備這個本能，聞了嘗了不對就不吃。粗魯、愚鈍和麻木的人吃嘛兒嘛兒香，連痰都不吐，留下的是危機和隱患，藏汙納垢，說不定以後身上長個瘤子、疙瘩，中醫稱之為痰核兒。

飲食過飽也會導致胃壁蠕動遲緩呆滯，導致胃內黏液上漾，也是生痰的主要原因。再有就是吃了高蛋白難以消化分解的食物，人的唾液也會變得稀薄清稀，人會感覺漾清水，睡覺會流口水，舌頭會變得胖大有齒痕。

現在糧食和食品安全問題很受重視，人工種植和飼養過程中亂用化肥、農藥、激素直接影響人的身心健康。吃了問題食品，人會分泌消耗自身的精血、津液，分泌成痰涎來保護自身，長此以往人體就會虛弱。

人體若沒有外界誘因主動分泌黏液，只能說明人體營養過剩了，這種人中醫稱之為痰濕體質，應當控制飲食，避免過多營養物質的攝入，特別是助長痰濕的牛奶、煮雞蛋、水果、冷飲、啤酒。當然還有海鮮，特別是海參。

痰涎這個東西既是病理產物，又會變成致病原因。中醫認為痰生百病或怪病多痰，就是說痰影響了津液的代謝迴圈，堵塞的經絡臟腑不同，導致發病也千奇百怪、症狀各異。

與有痰能吐出、有涎能流出相比，有痰涎而不能滲出造成的危害更大。比如咳嗽、哮喘發作的病人，如果能將痰涎黏液咳出，無論多麼劇烈都無關緊要。要命的是黏液不能分泌滲出，會形成黏膜下水腫，如果堵在了咽喉和氣管，人就會被憋死。這時候就需要急救用的激素噴霧，迅速消除水腫。儘管是權宜之計，治標不治本，但是救命要緊，更嚴重的就得做氣管切開插管了。

另外，已經分泌出的痰涎、黏液，如果不及時咳出嗽出，也會堵塞氣管支氣管造成窒息。我從小受我媽的影響喜歡中醫，想做醫生，可是當年宣傳醫生的先進事蹟往往都是搶救窒息患者，衝上去嘴對嘴替病人吸痰。這事兒讓我看了直噁心，一度甚至動搖了我學醫的信心。後來上醫院實習工作，看到了電動的吸痰機器和呼吸機，這才放了心。家裡如果有老人需要照顧的話，也應該配備相應的手動吸痰的工具，以備不時之需。

從治病求本的角度來講，服用化痰散結、利水滲濕的中藥，比如陳皮、橘絡、絲瓜絡、萊菔子、蘇子、蒼朮、厚朴，能夠有效改善痰濕體質，除了能減肥、患者身上長脂肪瘤的也能逐步消除。當然這一切都基於忌口的基礎上。

淚

Lei

53

其實哭泣流淚本身的背後，
是人體自我調節氣機
和心神的過程，
這是自然本能的反應，
如果被人爲有意識地壓抑控制，
就會長期積聚在體內
形成難以化解的心結，
持續影響人的情緒、情感
和精神。

淚或稱眼淚、淚液、淚水。杜鵑啼血猿哀鳴，蠟炬成灰淚始乾。人常說哭瞎了眼、流乾了淚，甚至有人認為會把眼珠子裡面的液體流出、消耗。其實不然，大量流淚確實會耗損體液和血液，但並不直接從眼珠子裡面流失，而是源自眼睛外部的淚腺。

淚腺屬於外分泌腺，最早於兩棲類出現。人的淚腺有兩個，在眼眶外上方淚腺窩裡，主要的一個叫上淚腺，較大，形態很像杏仁。另一個在瞼部，也叫下淚腺，較小。淚腺有十到十二條排泄管，淚液產生後就由這些排泄管排出，進入位於結膜內的淚囊，然後再排入淚管和鼻淚管。

淚囊不分泌但是儲存淚液，位於眼眶內側壁前部的淚囊窩，就在目內眥，鼻根兩側。淚囊上端是盲端，高於內眥，下部移行為鼻淚管，旁邊向外有兩根導管開口向眼睛表面就是淚點。

搞清楚了這些就不難明白以下的生理現象。比如最常見的人哭泣、流淚前為什麼會鼻子一酸？為什麼人會哭得一把鼻涕一把淚？其實就是淚囊在神經肌肉的牽引支配下開始排出儲存的淚液，由於淚囊同時會向鼻淚管排出淚水，刺激到了鼻淚管上端的骨膜部分，就會讓人產生酸楚的感覺，同時出現涕淚交流的現象。

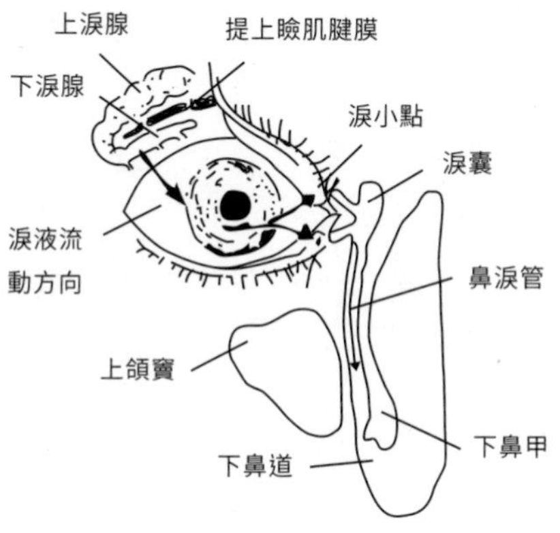

再比如，人們在打鬧的時候，經常會冷不防打到對方的鼻子或鼻根兒，北京話俗稱來了個「酸鼻兒」，也有人直接撞到玻璃門上或牆上，這樣當下就會搞得鼻子痠痛、眼淚汪汪蹲在地上。這其實就是外因刺激淚囊引起哭泣流淚。

還有最常見的就是切洋蔥的時候，大量切蔥剁餡兒的時候，刺激性的味道竄鼻而入，搞得人眼淚花花直流。作為一個愛做飯的人，雖然是題外話順便也說一句，避免切蔥流淚的方法有幾個，最有效的是把蔥放到水裡切，切好了撈出。還有就是帶上口罩和游泳的護目鏡切，這有些顯得張揚過分。如果切的量少，就在菜板旁邊點個蠟燭，讓空氣對流就很管用。

淚腺分泌出來的液體就是淚。淚的主要來源是體液和血液中的水分，淚水中百分之九十九為水，尚含有鹽百分之零點六，能溶解細菌的溶菌酶，少量蛋白，免疫球蛋白A等。在正常情況下，淚水的分泌物量一般為足夠濕潤結膜與角膜表面，防止乾燥為宜。淚水除濕潤角膜和結膜防止乾燥外，尚有消毒和殺菌作用。

眼淚是鹹的，有時候也伴有苦澀。人能嘗出眼淚的滋味，一個是眼淚沿著面頰流到了嘴裡。還有就是眼淚進入鼻淚管，流入鼻腔內而進入嘴裡喉嚨。正常的狀況下它一天的分泌量約是二至三毫升，且因量少從外觀是看不出來的。在感情激動時，包括哭和笑時都會使得淚水的分泌量增加，當其分泌的速度比流入鼻淚管的排出速度快時，淚水即會溢出眼外，而從外觀可以覺察，稱為流淚。眼睫毛長的人，會把淚珠掛在睫毛上，梨花帶雨，忽忽承烎。

當然哭泣和流淚最重要的功能還是表達宣洩人的情緒和感情，我們從小被教育就要裝堅強，疼了不許哭，委屈了不許哭，難過了不許哭，眼淚不往腮邊掛，留到心底開火花。結果製造出一大批精神、情緒和心理有疾病的人。本來應時應景及時哭一場就解決的問題，結果會被拖延壓抑埋藏十年甚至幾十年，變生出各種疑難怪病。

我在臨床上會遇到上述形形色色的患者，在被我言語說動，被我點穴點中，針刺扎痛的時候都會回神放下自我約束，轉而嚎叫或哭泣、流淚。也有跟我們學習站椿的人會在站樁過程中莫名流淚，內心毫無覺察異樣，就是不停地流淚，有人同時伴有打哈欠有的沒有。

比如我接診一位唐山籍的大姐，號脈的時候就感覺她心理極度壓抑也有心臟的問題，就問了一句，您當年是怎麼從地震中活過來了的？當時大姐就哭了，原來她們一家都被埋了，只有她二哥回來把大家扒出來，只活了她一個。後來二嫂一家人挑理鬧事，怪怨他不救自家人，最後逼得二哥自殺了。患者三十多年了一直活在自責傷心痛苦之中，被診斷為抑鬱症和心臟病。

據我觀察，這些時候患者流出的眼淚濃度極高，淚乾了常常會在臉上留下兩道白色印記。如果做科學研究分析，這時候眼淚中鹽的成分肯定會超過平時。伴隨眼淚的流出，人們換來的是一身的輕鬆，還有的患者反應會慢一些，會在能量積蓄到一定時候，在夢中重演當時受苦難委屈的場景，再大哭一場，卸掉承載的包袱，得到徹底的解脫。

二〇一二年三月二十九日，一位大媽初診，問知其出生地是唐山，順口問一句一九七六年唐山大地震是怎麼過來的，老人一聽眼圈就紅了，說當時房屋倒塌，小姨和表弟就被壓死在身邊，她靠塊石頭支撐，留下呼吸空間得救，全家一夜死六口。此後處於抑鬱、驚悸、內疚、負罪、失眠狀態至今，其心下淤結堅硬，點穴之時痛哭失聲。事情已經過去三十五年半多，誰說時間能治癒一切？

二〇一二年四月十三日，昨天大媽複診，高高興興如同換了個人。睡眠好了，多年反覆做的幾個夢，比如關門關不上，驚恐害怕，比如走進骯髒的廁所裡面等等噩夢都不見了。胸悶心痛也減輕了。大媽說以前覺得活得沒意思，能活到六十看到閨女結婚也就算了。現在想活到八十了！複診，心結減輕三分之一，點穴也不那麼疼了，也沒哭。

患者女兒記錄回憶說：「我至今仍然記得第一次帶媽媽看徐老師的場景。把脈，腹診，扎針。腹診時徐老師大呼『抑鬱症！』按完肚子扎上針，媽媽哇一聲哭了出來，那種哭是我從來沒見過的，撕心裂肺！爸爸在旁邊拉著她的手說，別哭了，別哭了。徐老師說『讓她哭！想哭就哭！』就這樣，行針半個小時，媽媽整整哭了半個小時。那間屋子兩張床，另一張床徐老師沒有安排病人。當時我們一家人看著她哭的狀態都極度擔心，覺得六十歲的老太太，讓她這麼哭，可別出點啥事兒。起針後，媽媽很疲勞的樣子，但是她的臉上好像有了點紅暈。從北京到天津，一路上媽媽都在打嗝放屁。

「從那之後，大概半年的時間，每隔半個月到一個月，就去找徐老師看診一次。媽媽的狀態越來越好，人的精神一點一點足起來了，走路呼呼帶風。有一天，我們突然發現她自己做著做著家務哼起了小曲兒。最有意思的是，媽媽說，發現看自己的老頭兒越來越順眼了。連她自己都好奇怪地跟我說：『為什麼以前怎麼看你爸怎麼不順眼？現在怎麼瞧他怎麼覺得這老頭兒不錯？』媽媽整個人有一種脫胎換骨的感覺，這種變化是由內而外的，身心合一的。心結一打開，整個人都開朗了起來。」

其實哭泣流淚本身的背後，是人體自我調節氣機和心神的過程，這是自然本能的反應，如果被人為有意識地壓抑控制，就會長期積聚在體內形成難以化解的心結，持續影響人的情緒、情感和精神。

我媽的中醫師傅大同名醫馬衡樞先生曾經治療一位產後突然回奶的患者，馬先生切脈後回答說：「不需吃藥，今天中午到背陰地兒大哭一場，奶水就有了。」婦女不信，馬先生說：「照我說的辦，否則吃藥也不行！」第二天，婦女欣喜地跑到馬先生家說：「馬先生，有奶了，有奶了！」馬先生笑著說：「我通過切脈，估計你和丈夫或別人吵了架，生了氣，這就叫氣憋奶。氣順了，奶自然就有了。」

馬先生的治療方法可謂獨特，是非藥物療法或稱時空療法，時間是中午，方位是背陰地兒。方法是大哭一場，如果加上捶胸頓足，按揉膻中穴或乳頭外上方的天池穴效果就更好了。馬先生三十歲時曾得大病，後改行學醫。自知氣弱，所以從來不給患者扎針點穴，小方小藥簡便廉驗是他的拿手。

很多人問，生氣不是傷肝嗎？怎麼會傷心，中醫不是說大喜才傷心嗎？這事兒吧，要看是多大的事兒，更要看發生在誰身上了。中醫按五行細分了五種情緒的歸屬，但是只要動情緒，都是動心，輕則動心包，重則動心神。《黃帝內經》講：「膻中者，喜樂出焉」講的是常態，心氣足自然心曠神怡，心氣虛容易憂悲，心內藏邪，容易變得陰毒嫉恨狐疑。心火過亢，容易狂妄自大、目空一切。

無論是各種情緒變化，過多或過於劇烈最終都會消耗人的精氣神，最終變得麻木抑鬱，或者變得心包破損、傷心失神。我曾經接診過一位余小姐，也是抑鬱症，自稱曾經哭過二十四小時，中間除了吃飯上廁所，幾乎沒停過。《金匱要略・婦人雜病》篇：「婦人臟躁，喜悲傷欲哭，象如神靈所作，數欠伸，甘麥大棗湯主之。」這個湯裡面都是食材，口感甜美，能補益氣血，養心安神。這種情況擱在今天，應該給她吃甜巧克力，或者其他甜品。

相對有痛苦不哭出來來講，對身心傷害的另一種情況就是沒痛苦卻要哭，或者總是把自己設計沉浸在某種悲傷的場景和氛圍中讓自己哭。這種情況於影視戲劇演員或哭喪的人為多見。職業哭喪的人或演技派演員有自己的一套方法和技巧，不動心但是能達到哭泣流淚的效果，真正做到了哀而不傷。演技差的除了用眼藥水催情以外就會走向純情入戲的道路，最終陷入其中難以自拔，現實生活和戲劇人物混為一談，入戲難，出戲更難，最終導致人生悲劇。

我一直難忘傅彪在電影《大腕》的時候對著人體模型很快入戲，哭得稀裡嘩啦的樣子，我也一直認為傅彪是個敬業的好演員，只是這樣入戲難免要傷身、傷心、傷神。

知己：從頭到腳，用漢字解說 53 個
身體部位的運行奧祕，掌握中醫養生精髓

作　　　者　徐文兵

社　　　長　張瑩瑩
總　編　輯　蔡麗真
編　　　輯　蔡欣育
校　　　對　魏秋綢
行 銷 企 劃　林麗紅
封 面 設 計　楊啟巽
內 頁 設 計　劉孟宗
出　　　版　野人文化股份有限公司
發　　　行　遠足文化事業股份有限公司
地址：231 新北市新店區民權路 108-2 號 9 樓
電話：(02) 2218-1417 ｜ 傳真：(02) 8667-1065
電子信箱：service@bookrep.com.tw
網址：www.bookrep.com.tw
郵撥帳號：19504465 遠足文化事業股份有限公司
客服專線：0800-221-029

讀書共和國出版集團　社長：郭重興
發行人兼出版總監：曾大福
印務：黃禮賢、李孟儒

法律顧問：華洋法律事務所蘇文生律師
印　　製：成陽印刷股份有限公司
初　　版：2019 年 7 月

歡迎團體訂購，另有優惠價，請洽業務部 (02) 2218-1417 分機 1124、1135

國家圖書館出版品預行編目 (CIP) 資料

知己：從頭到腳，用漢字解說 53 個身體部位的運行奧祕，掌握中醫養生精髓 | 徐文兵作．初版．新北市：野人文化出版
遠足文化發行．2019.07
320 面；14.8×21 公分
ISBN 978-986-384-357-3（精裝）

1. 中醫 2. 養生 3. 健康法

413.21　　108008521